U0350982

《黄帝内经》科普丛书

《黄帝内经》五脏探幽

解密心肝肺

翟双庆　黄玉燕　编著

中国盲文出版社

图书在版编目（CIP）数据

解密心肝肺（大字版）/ 翟双庆，黄玉燕编著. —北京：中国盲文出版社，2014.1

（《黄帝内经》科普丛书）

ISBN 978 - 7 - 5002 - 4528 - 5

Ⅰ . ①解… Ⅱ . ①翟… ②黄… Ⅲ . ①《内经》—心病（中医）②《内经》—肝病（中医）③《内经》—肺病（中医）Ⅳ . ①R221 ②R256

中国版本图书馆 CIP 数据核字（2013）第 225415 号

解密心肝肺

著　　者：翟双庆　黄玉燕

出版发行：中国盲文出版社

社　　址：北京市西城区太平街甲 6 号

邮政编码：100050

电　　话：(010) 83190019

印　　刷：北京东君印刷有限公司

经　　销：新华书店

开　　本：787 × 1092　1/16

字　　数：135 千字

印　　张：11.5

版　　次：2014 年 1 月第 1 版　2014 年 1 月第 1 次印刷

书　　号：ISBN 978 - 7 - 5002 - 4528 - 5/R · 701

定　　价：21.00 元

版权所有　侵权必究　　　　　　　印装错误可随时退换

中华中医药学会内经学分会
《〈黄帝内经〉科普丛书》
编　委　会

审　定　王洪图

主　编　翟双庆　贺　娟

副主编　王小平　苏　颖　邢玉瑞　黎敬波

编　委　（按姓氏笔画排序）
　　　　　王小平　王玉兴　邢玉瑞　齐　南
　　　　　苏　颖　张新渝　周发祥　贺　娟
　　　　　钱会南　鲁明源　翟双庆　黎敬波

前　言

　　《黄帝内经》是中医学的第一经典，在两千多年前的西汉中后期面世，为中医药学的发展奠定了基础，成为中医药学发展之滥觞。《黄帝内经》囊括了中医药学养生、防病、诊断、治疗、康复等方面的全部内容，一经出世便成为古人学习中医药学的必读之书。历代医家在研读《黄帝内经》的基础上，结合自身临证经验不断充实中医药学理论，由此形成了博大精深的中医药学理论体系。

　　《黄帝内经》同时又是中国传统文化中的一朵奇葩，被尊为中国古代的百科全书，与儒家的四书五经并驾齐驱，被收入《国学基本丛书》。它所体现出来的文化底蕴在医学经典中独树一帜。《黄帝内经》所形成的学术体系，以医疗实践的观察与验证为基础，运用古代自然科学、社会科学知识和方法，并与古代哲学充分融合，完美再现了中国传统文化的精髓。

　　鉴于《黄帝内经》丰富的养生防病治病内容和深厚的中国传统文化底蕴，以及人民群众对健康知识的需求，有关《黄帝内经》的科学普及工作也在逐渐开展。目前，基于《黄帝内经》的科普著作已出版了不少，也有很多中医研究者借助电视等媒体开展《黄帝内经》的科普讲座，这其中绝大多数局限于养生保健方面，铺天盖地且良莠不齐，这对人民群众正确、全面认识《黄帝内经》有一定的误导，很容易让人认为《黄帝内经》仅是一本专门的养生保健古籍。而实际上，作为"中医之本"的《黄帝内经》，思想内容浩如烟海，其所蕴含的文化与医学思想，岂是单纯的养生保健内容所能概括？虽然《黄帝内经》中含有大量"治未病"的内容，包含众多行之有效的养生方法与措施，但这只是《黄帝内经》的重要内容之一，并不能展现《黄帝内经》之全貌。因此，将《黄帝内经》的科普工作重心全部放在养生保健方面失之偏颇，不利于《黄帝内经》科普工作的全面与长远发展。

由于《黄帝内经》是两千多年前的古籍，其文义古奥，内容丰富，专业性强，如何将专业化、理论化、抽象化的经文警句、哲理医道用简单、易懂、形象、有趣的语言和形式传递给广大人民群众，如何实现《黄帝内经》从专业化向科普化的过渡，这对于《黄帝内经》的研究者来说是一个新的挑战。《黄帝内经》研究工作者应当走出书斋、走下学术高台，以认真严谨的治学态度、权威正统的专业知识，将《黄帝内经》有关养生、保健、防病、治病的思想、方法翔实传达给民众，让更多人真正了解《黄帝内经》这一祖辈留给我们的"传家之宝"，使之更好地为人类服务。

中华中医药学会内经学分会由研究《黄帝内经》的专家、学者构成，体现了《黄帝内经》当代研究的最高学术水平，也肩负着继承、发展、弘扬《黄帝内经》精粹的历史使命。2008 年初，学会组织专家、学者从科普角度对《黄帝内经》进行研究，并筹划撰著《黄帝内经》科普丛书，于当年 7 月在吉林长春召开的第九届全国内经学术研讨会期间讨论通过了编写书目、目录、编写要求等，确定了编著人员。本丛书各分册编著者均由全国《黄帝内经》研究领域的专家、学者担纲，其对于各自承担的编著内容、所涉及的理论都有深厚的学术造诣及丰富的临床实践经验，能够确保本丛书的权威性、学术性。在编著和修订过程中，反复推敲，注意密切结合群众的日常生活事例，以突出其实用性，并力求使文字通俗化，赋予其趣味性，从而达到科学普及《黄帝内经》的目的。

　　本套丛书包括养生、经络、脏腑、疾病诊断、疾病治疗等分册，编写内容由浅入深，旨在揭示《黄帝内经》中有关生命、人体、疾病、诊治疾病、养生保健的奥秘，同时答疑解惑，介绍《黄帝内经》中人民群众关心的内容，对常见的中医术语给出正确的解答，希望以此为媒介，吸引更多人对《黄帝内经》、对中医产生兴趣，并使之客观地看待《黄帝内经》与中医，让《黄帝内经》及中医学获得更广泛的民众认同，为其良性发展添砖加瓦。

　　在本套丛书尚未付梓之际，中华中医药学会内经学分会原主任委员王洪图教授不幸逝世。王洪图教授为《黄帝内经》的研究、发展及弘扬作出了巨大贡献，临终前依然关心《黄帝内经》科普工作开展情况。现在丛书即将面市，愿能告慰王教授在天之灵。《黄帝内经》的普及将是内经学会始终不渝的奋斗目标之一。

中华中医药学会内经学分会主任委员
北京中医药大学教授　　翟双庆

2010 年 7 月 3 日

目 录

第一章　主宰人体的君王——心

第一节　安度暑假要小心——心通于夏气

当季节交替、气候变化时，体质较弱的人，尤其是老年人、儿童，还有患有慢性疾病的人，要特别注意顺时保养。有些人会因为天气的突然变化而出现头痛等不适感觉，甚至还会引起心绞痛的发作。为什么人会对天气的变化这么敏感呢？

其实，人们早就注意到天气和身体之间的一些联系。据资料记载，200 年前圣彼得堡的一个冬季里，以往 -40℃的严寒冬天，突然变成了冰雪消融的天气，于是在那个冬天里，圣彼得堡有 4 万人都生病了。通常情况下，健康的人不会发生类似的情况，因为健康的身体能自然地适应天气的变化。只有在过于疲劳或者在生病的情况下，人体对天气变化的适应力才会下降。

那么，在不同的季节，人们对于气候的变化会有哪些不同的反应呢？

中医认为，四季中的每一季都有相应的脏腑与之对应，就是说一年四季的每一季都会有一脏所主。而我们这里要说的夏季，是由心所主的。夏季的三个月，在五行属火，在心、肝、脾、肺、肾五脏中属心，在风、寒、暑、湿、燥、火六气中属暑。所以说夏季不宜在烈日下暴晒，以防中暑。《素问·六节脏象论》中说，心"为阳中之太阳，通于夏气"。

另外，夏天是万物生长发育的季节，植物繁茂，绿叶成荫，自然界一片繁茂秀美。这时候天气下降，地气上升，天气和地气彼此交合，万物都开始开花结果了。生活在这样的环境里，人们可以晚些睡觉，早些起床，不要被漫长的白天所困厌。正如《素问·四气调神大论》中所说的："夏三月，此谓蕃秀，天地气交，万物华实，夜卧早起，无厌于日，使志无怒，使华英成秀，使气得泄，若所爱在外，此夏气之应，养长之道也。"

一、夏季防热

夏季的保健养生，关键在养心，而养心，关键在于防热。

我们可以把夏季的 3 个月，分为孟夏、仲夏和季夏 3 个时段。在孟夏（即立夏、小满两节气）的时候，植物开始茂盛生长，起居要早睡早起，不要发怒，防止出汗太多。在仲夏（即芒种、夏至两节气）的时候，万物已经生长得很繁茂了，气温很高，这时候要注意降温防暑，不要大汗后吹风。在季夏（即小暑、大暑两节气）的时候，要注意防止外邪的侵袭，洗澡后不要吹风，不要用冷水洗手洗脚。

人们通过实践总结出"夏不敞胸，热不凉背"的经验。就是说天气再热，都不能贪凉，特别是胸部和背部，更不宜袒露。

二、夏季保护阳气

夏季，天气多是炎热而潮湿的，人们称为"盛暑"天气。在饮食上，少吃辛辣燥热的食物，多吃蔬菜和水果。体质好的人，适当吃些冷饮，可以消暑解渴。但是也要注意不要因为天气热，就贪凉饮冷，以免损伤脾胃的阳气。中医认为，夏季要注意"养阳"，所以冷饮应该少吃。因为在暑热的天气里，由于身体要大量出汗散热，而消耗了体内的阳气，再多吃冷饮就更加损伤脾胃的阳气，反而容易诱发其他疾病。

夏天正是蔬菜瓜果大量上市的时候，也是消化道疾病多发的季节，应该注意保养脾胃，防止消化道疾病的发生。夏季是自然界阳气最旺盛之时，对于平日阳气就虚弱的人，应早早起床锻炼身体，促进新陈代谢，使得体内阳气调和通畅，还可以提高身体抵抗力，防止在秋季生病。

三、夏季保持心情舒畅

心主夏季，由于天气比较热，人的心气相对旺盛，在此期间，首先要注意的是保持心情舒畅，情志愉悦，心气畅和，神气充足。人体内外宣通，就好比植物的花苞开放成花朵一样，使体内的阳气得以宣泄，这样就顺应了夏天的养生之道。如果不这样做，就会损伤心气，影响身体健康，进入严寒的冬天说不定还会得其他重病。

四、盛夏要避暑

说了这么多，面对炎炎夏日，我们应该怎样应对呢？

首先，前面已经说过，夏季气候炎热，人体容易心火旺盛，饮食宜以清淡为主，但也不宜吃太多的冷饮和冷的食物，否则容易损伤脾胃阳气，引起胃肠疾病。

其次，所谓"避暑"主要是避暑热的高峰。就是说，当酷暑高热侵袭时，应力避之，防备中暑，如中午12时到下午2时，避免在烈日下暴晒，即使外出也要做好防晒的准备。环境不洁净的地方，穿堂风虽然凉快，外邪伤人也比较厉害，不适宜纳凉。纳凉还是要在宽敞洁净的水边、树荫下，心静自然凉。防暑降温，切忌无度，要防备冷饮过度，直接伤害脾胃。

最后，夏季人体新陈代谢旺盛，血液循环加快，因而心脏的负担较重。所以夏季必须保持心脏功能的旺盛，才能适应夏季气候的变化。对于有心脏病的人来说，在夏季尤其要注意养护心脏，以防旧病复发。夏季气候炎热，容易使人焦躁不安，所以在精神上要时时保持乐观和稳定的情绪，心静自然凉。盛夏酷暑，烈日炎炎，人出汗比较多，所以要注意不要在烈日下暴晒，或长时间的工作，以防发生中暑，这就是夏天养生的道理。

实践告诉我们，人体健康是由体内的物质和能量储备来决定，而物质与能量的储备有"冬储夏耗"的规律。夏季是"消耗"的季节，一有闪失，秋冬季体质就会下降，影响全年的健康。所以夏季养心养身，防止消耗过度，不要让我们的身体和我们"秋后算账"。

第二节　时令与心病——心主夏

在茫茫宇宙中，月球是离地球最近的天体，地球受月球的引力远比受太阳的引力要大。随着月圆月缺的变化，月球对地球的引力发生着相应变化。人们经过观察发现，这种变化是有一定规律可循的。月球引力对地球的影响，最明显的就是海潮随着月节律而涨落。早在《黄帝内经》时期，人们已经认识到海潮节律随着月相变化这一自然现象。《灵枢·岁露》里就说："月满则海水西盛"、"月廓空则海水东盛"。

《黄帝内经》还认为，同样的节律周期变化也发生在人身上。人的气血也有随着月相变化的规律。《素问·八正神明论》中说："月始生，则血气始精，卫气始行；月廓满，则血气实，肌肉坚；月廓空，则肌肉减，经络虚，卫气去，形独居。"其实，月节律对人体的影响，最具有代表性和最使人感兴趣的就是女性的月经周期。有人对120名女性的月经周期进行了调查，月初的初三到初十，也就是"月始生，则血气始精"时来月经的占 33.3%，二十六日到下月初二，也就是"月廓空"、"经络虚"时来潮者仅占 18.3%，而仅仅十五日一天来月经者就占到 15.8%。

既然人体许多生理变化都是和大自然的变化密切相关，那么人体疾病的变化是不是也和自然有关，我们应探索其中的变化规律，把它用到防病治病上，这岂不更好？

一、心病在一年四季中的变化

我们都知道，在极端的气候条件下，尤其是非常寒冷的天气会使人的心血管系统负担过重。冬季里死于心脏病的人会比其他季节要多。因为气温非常低，为了保持身体温暖，心脏必须加大工作量。所以寒冷的气候中，从事某些费力的活动会增加心脏的负担，引发心脏病。

《素问·脏气法时论》里说，"五脏"中的心病，其发展的一般规律是：凡是心脏有病，愈于长夏。这里所说的"长夏"指的是每年的农历六月。但是如果到了长夏不愈，到了冬季，病情就会加重。如果在冬季能控制病情的恶化，到了来年春季，病情反而能维持在稳定不变的状态；随之，到了夏季心病就会好转。心在"五行"中属火，有心病的人应禁忌热性的食物，日常穿着也不要太厚。

二、心病在一个月中的变化

古时候，人们纪年和纪日的习惯是使用干支纪法。有心病的人在年和日节律中有什么样的变化呢？

一般来说，凡是有心病的人，愈于戊己日；如果戊己日不愈，到了壬癸日病就会加重；如果在壬癸日不死，到甲乙日病情就会维持稳定不变的状态，到了丙丁日病情就会得到好转。

三、心病在一天中的变化

《黄帝内经》把一天也分为四季。就像一年四季变换一样，人体的生命活动在一天中也表现出仿佛四季的节律。

早上如同春天——"朝则为春"。

中午像是夏天——"日中为夏"。

黄昏仿佛秋天——"日入为秋"。

夜晚好似冬天——"夜半为冬"。

人的活力也像自然界万物的生命活动一样，随着四季的变化而变化：

早上人们精神饱满——"朝则人气始生"。

正午人们精力充沛——"日中人气长"。

下午开始人们有些困倦——"夕则人气始衰"。

晚上精气内敛人们想要睡觉——"夜半人气入脏"。

同样，心病在一天里也是有变化的。规律是，在中午的时间病情若失，到了半夜时病情会加重；到了早晨的时候，病情则比较稳定。这也可以解释为什么像风湿性心脏病、心力衰竭等一些心脏疾病容易在夜间发病或者加重了。《素问·脏气法时论》中就说："心病者，日中慧，夜半甚，平旦静。"

四、心病的常见表现

无论是在影视作品里还是日常生活中，都会给我们留下这样的印象，心绞痛突发，患者一般都是突然停止活动，身体前倾，用手按住胸口左侧，表情痛苦不堪。在临床上，心绞痛的疼痛部位就是位于胸骨后部，并可放射至左肩内侧、颈部、下颌、上中腹部或双肩。《素问·脏气法时论》对这些表现都有详细的描述，并且分为虚证和实证两种情况。心有病，属于心病实证，一般都会有胸中痛，肋骨两侧胀痛，背部和肩胛部疼痛，两手臂内侧疼痛。虚证的表现是患者胸腹胀，胁下和腰部互相牵引疼痛。除此以外，心慌、心悸、气短、胸闷等也都是心病的常见表现。

五、暖身先暖心

常言道："暖身先暖心，心暖则身温。"

这是因为心安则神旺，神旺则气畅，气畅则血脉流通顺畅，血脉顺和，全身温暖，人体才能抵御严冬酷寒的侵袭。老年人虽然气血虚弱，但只要安心养生，怡神静气，就可补益气血，强身健体，就能在寒冷的冬天增强抗寒能力。

六、善良的心地造就健康的心

某位著名医学心理学家曾说过："作为一个医生，我可以明确告诉大家，爱是能够治愈心脏病的。"她说，爱体现在关怀别人，多做善事和善待自己。发自内心的善行，能够增进你的健康与快乐。反之，愤怒与狂躁是与人内心情绪的起伏、心跳的加快相联系的，表现为激动与不安。不良情绪产生的荷尔蒙，是引发心脏病的主要元凶。心态平和、遇事想得开的人，爱和温柔的情感则常常伴随着他。保持内心祥和与宁静，自然会大大减少心脏病的发病率。

七、掌握规律养心护心

近些年来，心血管病不再是老年人的专利，患者群的年轻化趋势越来越明显。究其原因，主要缘于心情和饮食。所以治疗心血管疾病，就要从两方面入手，一是精神的，一是物质的。具体来说，我们可以从以下几个方面入手：

1. 克服不良习惯

要克服晚睡晚起、不爱活动或过度劳累、生活无规律的不良习惯，特别要注意戒除吸烟、酗酒的不良嗜好。

2. 保持平衡膳食

防止暴饮暴食，以免因迅速增加血容量而加重心脏负担。少吃盐和刺激性食物。适当控制动物性脂肪的摄入，以防肥胖过度而引起冠心病。克服偏食和不按时吃饭的习惯。

3. 加强防寒保暖

强冷空气可使心脏的冠状动脉发生痉挛或形成血栓，从而诱发急性心肌梗死。因此，抵抗力差的老年人和心功能差者要采取有效的防寒保暖措施，以减少心脏病的发生。

4. 坚持适当锻炼

根据自己的年龄和体质选择适当的运动项目，天天进行锻炼以增强预防感冒的能力，防止诱发心脏病。

5. 保持乐观心理

避免暴怒或过度兴奋，防止心搏骤停而危及生命。

6. 防止滥用药物

一些治疗心脏病的药物，如果使用不当则会诱发心律失常，甚至引起死亡。因此，合理用药也是保护心脏的重要途径。

想要从整体水平上研究人的生命，就要知道生命和自然界是不可分割的。无论是在养生保健，还是在防病治病方面，重视时间因素的重要性，抓住疾病的发展规律，顺应规律而治病，这一点中医早在几千年前的《黄帝内经》中就已经认识到了。

第三节　火热的心——心在五行属火

日常生活中，人们习惯用"热心人"来形容乐于助人的人，用"满腔热忱"来形容热情真诚的人。古人云："火曰炎上"，凡是具有温热、升腾作用的都属于火。因为心阳有温煦之功，中医就认为心在五行属火。

夏季气候炎热，夏季由五脏中的心所主。在炎热的夏天，气候本来就很炎热，如果不注意饮食养生就很容易"上火"。对于我们的身体来说夏季"防火"就很重要了。

夏季人们"上火"分为两类，分别是"外火"和"内火"。

一、外火

"外火"，顾名思义，由外而来，就是夏季自然界的高温。预防"外火"的最好办法，就是尽量避免烈日的直接照射。夏季一天中日照最强烈的时间是上午 10 点到下午 2

点，有条件的话尽量不要在这一时间段出门。即便是出门，也要做好防晒工作，如涂防晒霜、戴遮阳帽、打遮阳伞。同时还要尽量保持室内的凉爽，降温通风，使外火不能入侵。

二、内火

"内火"就是由于人体内的阴阳失衡而出现的内热。阴和阳在人体内不是静止不动的，而是在不断运动中保持着和谐的。阳是温热的、上升的、明亮的，人体内阳过多了就会有热的表现。阴是寒凉的、下降的、晦暗的，人体内阴过少，就会造成阳的相对偏多，还是会有热的表现。只不过前一种热是因为阳过多引起的，中医称为"实热"；后一种热是因为阴不足引起的，中医称为"虚热"。《素问·疟论》有"阳盛则外热"和"阴虚则内热"的说法。

"内火"主要分以下几种：

1. 心火

因为夏季为心所主，所以夏季五脏中最容易报火警的就是心。

表 1-1　心火虚、实鉴别表

虚火	心阴不足引起	心烦，心慌，失眠，盗汗，口干，舌尖红等
实火	心阳亢盛引起	心烦易怒，小便少而且发热，口腔溃疡反复发作等

阴不足引发的火，只能通过滋阴来降，这就是中医所说的"壮水之主以制阳光"。夏季心的虚火比较旺的人，

可以喝点莲子大米粥，或者用一些具有滋阴功效的中药比如麦冬、生地黄等泡茶喝。对于虚火，要是判断错误，用苦寒泄火的药来治的话，结果就会适得其反，火热的症状不但不会好转，反而会加重。夏季心之实火旺盛的人可以用牛黄清胃丸来降火。

2. 肺火

夏季为火热所主，不单是心，五脏都会受到火热的影响。肺火可以出现干咳无痰或者痰少发黏，有时候痰中还带血，声音嘶哑等。有肺火的人可以用沙参、麦冬等中药泡茶喝。

3. 胃火

和心火一样，胃火也是分虚实的。

表1-2　胃火虚、实鉴别表

实火	口臭，口苦，口干，吃的多而且容易饿，大便干硬等
虚火	便秘和腹胀，但吃的少，感到饥饿却不想吃东西等

胃有实火的人可以用中药栀子或淡竹叶泡水喝。胃的虚火要从滋阴入手来调理，多吃些有滋阴作用的梨汁、甘蔗汁、蜂蜜等会有比较好的效果。

4. 肝火

在夏季，这种情况在患有其他疾病的人身上比较多见。比如高血压患者本来就属于肝阴不足、肝阳上亢，到了夏季火热所主，更容易引起血压升高、头痛、头晕、耳鸣、口苦、烦躁易怒等。所以高血压患者在夏季更要注意防暑降温，控制情绪，经常测量血压，防止因为夏季炎热天气引起的身体不适。

三、阴暑

看待事物要以辨证的眼光来分析，治病也不例外，不能单纯的一分为二。因为有一种夏季特有的病症，症状看起来和上火非常相似，但却不是简单的上火。如果辨别不当，当作上火来治疗，吃一些苦寒的泻火药，结果反而会加重病情。这种病症就是我们平常所说的热伤风，多出现在夏季，主要表现是头痛、发热、咳嗽、流鼻涕、咽喉红肿等。

中医认为，夏季气候湿热，湿热之邪由外侵袭人体，治疗时应该疏散在表的邪气。如果不分青红皂白的用苦寒泻火药，反而会引邪入里。这种热伤风，首选方剂是具有辛凉解表功效的银翘散。还有一种病症叫做阴暑，是夏季贪凉引起的。外感风寒，内伤湿滞，有时会出现上吐下泻的症状，可以使用藿香正气散来解表化湿。

四、炎炎夏日，补水为要

盛夏季节，气候炎热，大量出汗容易耗伤津液。"汗为心之液"，与血一样都是水谷精微所化生，所以中医有"汗血同源"的说法。因此，在夏季要特别注意补充水分，注意补充体内丢失的盐分，出汗太多时，可以喝一些淡盐水。西瓜、绿豆都是消暑佳品，夏日食用最佳。

五、冷饮降火，适度为要

夏季适当吃冷饮可以防暑降温，但也要注意不要过量，吃得太多就有害无益了。胃肠受到大量冷饮的刺激，会加快蠕动，缩短食物在胃里停留的时间，影响人体对食物的消化吸收。同时，由于夏季外界温度较高，人体内的热量不易散发，胃肠里的温度也比较高，突然受到冷饮的刺激，会引起胃肠痉挛，引发腹痛。所以夏季吃冷饮，适度为要，以免损伤脾胃阳气。

六、心火亢盛，波及周身

为什么有些口舌生疮的人，尤其是生疮部位在舌尖的人，医生会说他是心火过旺。为什么心有火会影响舌？心和舌有什么样的关联呢？

中医认为，心开窍于舌，舌尖和心有内在的联系。心火亢盛，火热循经上炎到舌尖，所以舌尖发红；火热灼伤血脉，所以舌尖腐烂生疮、疼痛。而且从脏腑表里上来看，心与小肠相表里，心有热就会影响到小肠，出现小便涩痛甚至尿血等症状。这时候的治疗，仅仅清心火还不够，同时还要通利小便，才能达到比较好的疗效。

夏季养生要"防火"，尽量减少"外火"给人们带来的伤害。对于"内火"，除了用药治疗以外，还要多饮水，多吃水果，通过清热消火、解暑降温来降"内火"。除此之外，保持性情的舒畅，不急不躁，抑怒熄火，就会达到"心静自然凉"的境界，使"内火"不能自生。

第四节　苦味——属于心的味道

健康的身体所需要的营养物质，来源于日常生活中我们所吃的主食和副食。虽然主食和副食种类繁多，但是都离不开"酸、苦、甘、辛、咸"五种味道。复杂多样的各种食物，它们所含的味道——酸、苦、甘、辛、咸，和人体的五脏——肝、心、脾、肺、肾，有着极为密切的关系。

一、五味所入

俗话说"人是铁，饭是钢"。人的生命活动所需要的能量都由食物供应，摄入足够的食物是保证五脏六腑正常工作的重要前提。《黄帝内经》里黄帝和岐伯讨论医学问题时，就指出人们日常生活中吃的主食和副食，根据各自不同的气味，针对五脏是各有所偏向的。就像逛书店一样，一群人进入书店，会因为各自的兴趣爱好不同，有人去看历史书、有人去看文学书、有人去看科技书。

我们吃的食物进入胃后，也会依照各自的喜好，去往不同的脏腑：酸味先入肝，辛味先入肺，苦味先入心，咸味先入肾，甜味先入脾。可以说，食物中的"五味"，入口入胃后的去向是有一定规律的，就是"五味"各随所喜而入脏。在日常饮食中，可以根据个人体质、季节气候、患病情况的不同，有的放矢地利用食物的"五味"。

在"五味"中，苦味是属于心的味道，《黄帝内经》就有多处提到苦味先入心。比如《素问·至真要大论》中说"苦入心"。《灵枢·五味》里说"谷味苦，先走心"。

二、莲子心味苦入心，清心火

日常生活中大家都有这样的常识，夏天用莲子心泡水喝，能够清心火、消暑除烦。为什么莲子心会具有这样的功效呢？

莲子心是包裹在莲子中间的青绿色胚芽，性味苦寒，入心经。莲子心味苦，苦味入心，而且苦味药物都具有清热泻火的作用；所以莲子心能够清心火、安神。典籍中也有"寡居女性常饮莲子心茶"的记载。有史料记载，乾隆皇帝每到避暑山庄总要用荷叶露泡莲子心茶，以养心益智、调整元气、清心火与解毒。

莲子心具有清心火，固精，止血，止渴等功效。可以清心火，平肝火，泻脾火，降肺火，消暑除烦，生津止渴。将莲子心用开水浸泡后饮用，可治疗便秘，也可和玄参、麦冬等配合，用于治疗高血压、心悸和失眠。

莲子有养心安神的功效。中老年人特别是脑力劳动者经常食用，可以健脑，增强记忆力，提高工作效率，并能预防老年痴呆的发生。莲子心味道极苦，却有显著的强心作用，能扩张外周血管，降低血压。莲子心还有很好的清心火功效，可以治疗口舌生疮，并有助于睡眠。

三、过苦也不好

过犹不及，物极必反。只有保证食物中五味的协调平衡，才能保证身体健康，筋骨强健灵活，气血流通顺畅，抵抗力正常而不易受到疾病的侵犯。只有遵循这样的原则，才能健康长寿。

中医认为，食物气味不同，其作用也不同。"五味"和人体健康密切相关，调配得当，可以延年益寿。使用不当，则会损害人体健康。这样看来，"五味"就像是一把双刃剑，适当摄入能滋养五脏，"五味"偏嗜则会损伤五脏。

以苦味为例，中医认为"苦味入心"，能泻火、燥湿、通泄大便等。一些具有清热泻火、燥湿解毒、泻下通便作用的中药，如大黄、黄连、黄芩等，在"五味"中都属于苦味。但是多食苦味又会引起腹泻，消化不良等副作用。而且苦味药大多性寒，中医对于苦味的药物，见到患者有热有火才会使用；如果患者无热无火，用苦味的药反而会伤及人体的阳气和阴液。

大黄是泻药，能够泻下通便治便秘，这个大家都知道。但也不是只要是便秘吃大黄就都有效。中医认为便秘是由不同的原因造成的。

如果把我们的肠道比作河道，把大便比作小船。胃肠实热、大便燥结造成的实热便秘，就好像小船挤在了一起造成了河道不畅、交通堵塞，这时候用大黄好像是来了疏导交通员一样有很好的疗效。但是如果便秘是由肠燥津亏或者是阴血亏虚造成的，就好比河道干涸没有水，小船也就没有办法航行了，这时候若盲目地用大黄，不但没有效果，反而会伤津耗阴，加重便秘的症状。而应该采用养阴生津、润肠通便的药物，比如生地黄、玄参、麦冬等，就好像开闸放水一样，河道有水了，小船自然也就航行自如了。

四、苦味的宜与忌

虽然五味是保证身体健康的根本，但是由于它们各自有各自的性能，在某些情况下，应有所禁忌。当然这里说的"五味所禁"并不是绝对的禁忌，而是指不可多食。因为多食就会使脏气失调，影响疾病的治疗。

那么患有哪些疾病的人不宜食用苦味食物呢？《素问·宣明五气》介绍"五味所禁"中说："苦走骨，骨病无多食苦。"在五行相克关系中水能克火，肾属水，心属火。肾主骨，苦入心，多食苦，肾反被心所伤，所以骨病不宜多食苦味。

肾属　水―――――肾主骨

　　　　↓克

心属　火―――――苦入心

图1-1　肾水克心火示意图

另外，《灵枢·五味》里还说："肺病禁苦。"因为在五行中火能克金，肺属金，心属火，苦入心，所以"肺病禁苦"。《素问·五脏生成》中也说："多食苦，则皮槁而毛拔。"过多食用苦味，肺被心所伤，而肺又主皮毛，肺受到损伤，则皮肤枯槁无华、毛发折断脱落。

肺属　金―――――肺主皮毛

　　　　↑克

心属　火―――――苦入心

图1-2　心火克肺金示意图

五、心有病的人适宜哪些味道

心有病的人，"五味"中有哪一味适宜他/她呢？《灵枢·五味》中说："心病者，宜食麦、羊肉、杏、薤。"因为麦、羊肉、杏子、野蒜这些食物是属于苦味的，苦入心，所以患心病的人适宜食用。

《灵枢·五味》还说："心色赤，宜食酸，犬肉、麻、李、韭皆酸。"因为按照五行相生关系，木能生火。心在五行属火，肝在五行属木，酸是属于肝的味道，所以多吃酸对心有滋养作用。

心属　火———————苦入心

　　　　↑ 生

肝属　木———————酸入肝

图1-3　肝木生心火示意图

《黄帝内经》十分重视饮食的调理，认为饮食是人体营养的主要来源。饮食调理得当，不仅可以保持身体健康，提高抵御疾病的能力，还能治疗某些疾病。饮食调理失宜，则会诱发某些疾病。《素问·上古天真论》认为饮食有节是保证身心健康，长命百岁的条件之一。这就是《素问·上古天真论》所说的"食饮有节，起居有常，不妄作劳，故能形与神俱，而尽终其天年，度百岁乃去。"所以认识"五味"，了解"五味"，才能在饮食中合理调配"五味"、享受健康的生活。

第五节　眉头一皱，计上心来——心藏神

看过《红楼梦》的人都记得，《红楼梦》里的王熙凤动不动就骂人"油脂膏蒙了心、痰迷了窍"，来形容人糊里糊涂办下了蠢事。但大家都知道我们的神志由大脑主管，这样看来，爱骂人的凤妹子未免也缺少了些医学常识。

其实，这里所说的心，并不单纯是指心脏这一器官，可以说包含了西医学脑功能的一部分，它代表的是一类功能的总和。这一点不仅体现在心，同样也体现在对其他脏腑的认识上。早在《黄帝内经》里就说："心藏神。"这不禁让人感到很迷惑，这两种说法是否矛盾，中医对于"心藏神"又是怎样理解和认识的呢？

一、心藏神

在古代，虽然受到科学技术和医疗水平的限制，人们还是认识到，心的具体解剖位置以及它在主宰生命活动方面的重要作用。中医认为人体是以五脏为中心的，而心在五脏中的地位像是一位君主一样，总领全局，人的精神意识和思维活动都由此而出。《素问·灵兰秘典论》中就说："心者，君主之官也，神明出焉。""主明则下安"——就像皇帝龙体安康朝廷稳定一样，心的功能正常了，其他脏腑才能健康。反之就会"主不明则十二官危"，各个脏腑功能失常，人体就会患病。这也说明了心在人体中重要的主宰作用。

心脏是人精神和神经活动的指挥中心。心藏神的"神"除了指聪明才智外，还指作为五脏六腑主宰的心协调各个脏腑功能所发出的动力。《灵枢·邪客》中说："心者，五脏六腑之大主也，精神之所舍也"，就强调了心主宰五脏六腑的重要性。

二、神的产生

其实，《黄帝内经》在很多地方都提到了心的"大主"地位。比如《灵枢·大惑论》中："心者，神之舍也"。还有《素问·宣明五气》中的"心藏神"。在这里的神，有两层意思，一是代表人体生命活动的外在表现，也就是我们常说的精神；另外，还代表人的意识、思维活动，也就是我们常说的神志。说白了就是生理健康和心理健康。

这微妙的"神"究竟是怎么来的呢？《黄帝内经》里认为，这"神"是与生俱来的。在胚胎形成的同时"神"就存在了，和人的形体同时存在，形存神存，形亡神亡。《灵枢·本神》中是这样说的："生之来谓之精，两精相搏谓之神"，《灵枢·天年》中黄帝问岐伯："何者为神"，岐伯说："血气已和，荣卫已通，五脏已成，神气舍心，魂魄毕具，乃成为人。"

但是这与生俱来的神在出生后还要依赖后天的饮食充养，才能保证生理和心理的健康。正如《灵枢·平人绝谷》中所说："神者，水谷之精气也。"

三、五脏与神

虽然精神意识思维活动由心主宰，但也不是和五脏完全无关。中医把五脏称作"五神藏"，或者说是"五脏藏神"，就是说人体的神志由五脏共同主宰。神可以分成神、魄、魂、意、志五种形式，分属于五脏。心藏神主喜，肺藏魄主忧，肝藏魂主怒，脾藏意主思，肾藏志主恐。正如《灵枢·本神》所说，除了"心藏脉，脉舍神"以外，还有"肝藏血，血舍魂"、"脾藏营，营舍意"、"肺藏气，气舍魄"、"肾藏精，精舍志"。

虽然五脏都有自己所主的神，但心主神志的作用在这里是起主导作用的。

四、与"心藏神"有关的疾病

心藏神，心主神明的功能正常了，人就神志清楚，思维敏捷，精力充沛；如果有病在心，影响到"心藏"，就会出现精神意识思维的异常表现，像失眠、多梦、神志不安、胡言乱语、发狂，或者是反应迟钝、健忘、精神不振、昏迷等，甚至还会影响其他脏腑的活动，危及生命。例如发高烧的患者，出现高热昏迷、神志不清，中医认为是因为高热使得热陷心包，影响了神志。

现代社会由于工作压力大，许多人都患有失眠。从引起失眠的原因来看，许多都和心有关。比如虚火扰心引起的失眠，心情烦躁，五心烦热，头晕耳鸣；血不养心引起的失眠，心慌，健忘，头晕眼花，乏力倦怠；心胆气虚引起的失眠，晚上睡觉总睡不安稳，易惊醒，心慌气短；虽然病因不同，但不难看出这些原因都和心有关，并且都对神志有影响。

引起精神分裂症的原因有许多，一类是由于痰浊蒙蔽心窍引起的。患者大多是因为情绪低落郁闷日久，损伤了心气，时间长了，出现心慌、睡不着觉、多疑、精神呆滞、两目直视，有时还有幻觉和妄想。这都是因为情绪抑郁，气不能正常运行，体内水液也失去了正常的运行，凝聚在身体里形成了痰，这痰蒙蔽了主宰神志的心，就使人出现一系列精神错乱的表现。

不管是情动于内，还是情动于外，各种情志活动的产生，心都起着重要的作用。外界的各种刺激都是先作用于心，再通过心的活动带来情志的变化。除此之外，心不仅通过运行气血主管着神志的变化，还可以借助经络沟通脑，激发大脑的功能。所以《灵枢·邪客》里说，"心者，精神之所舍也"。

第六节　血液运行的推动力——心主身之血脉

火车跑得快，全凭车头带，永动机是不存在的。人体也是一样，如果我们复杂的身体各部分能配合良好，我们吃的食物就能顺利转化成能量，为我们的日常活动提供动力。中医认为，血液在血管里流动是以心气为推动力的。

一、心主血脉

大家都知道，中医看病最有特色的是脉诊。医生通过触摸脉搏的跳动，来了解全身气血的盛衰和各个脏腑功能的强弱，从而分析患者的身体状况，作为诊断疾病的依据之一。在正常情况下，心脏的功能正常，气血运行通畅，全身机能正常，则脉搏节律调匀，和缓有力。否则，脉搏便会出现异常改变。

《素问·痿论》说"心主身之血脉"。心主血脉，指心有主管血脉和推动血液在脉中运行的作用。中医认为"脉为血府"，脉管就像隧道一样，是血液运行的通道。血液能够在脉管里畅通运行，依靠的是心气的推动作用。

二、心主血脉由谁保证

打个比方，想要日行千里，交通工具是关键。心主血脉功能的完成，必须具备以下几个条件：

首先，心之形质无损，也就是心脏没有器质性病变。心之形质无损就好比拥有了一辆性能良好的车。

光有好车是不够的，还要有充足的燃料作为动力。心的气、血、阴、阳充沛，就好比给车的油箱里加了足量的汽油。心脏的正常搏动，主要依赖于心阳。心阳充沛，才能维持正常的心力、心率和心律，血液才能在脉内正常地运行。心阴和心阳对立又统一，也同样重要，和心阳共同维持心脏的正常活动。

有了加满油的好车，路况同样也很重要。血液本身的充足和脉道的通畅，这就好比是良好的路况。道路平坦，交通顺畅，不堵车车才能跑得快，否则再好的车也没有用武之地了。以上三点缺一不可，任何一个环节出了问题，都可能影响血液的循行。

三、心主血脉的作用

心气推动血液在脉内循环运行，血液像是一个载体，运载着营养物质以供养全身各处，使五脏六腑、肌肉皮毛整个身体都获得充分的营养，维持了身体正常的功能活动。

心主血脉正常，即心脏功能正常了，则心脏搏动正常，脉象和缓有力，节律调匀，面色红润有光泽。如果心脏发生病变，则会通过心脏搏动、脉搏、面色等方面反映出来。比如心气不足，血液亏虚，则脉道不畅而见面色淡白无华、脉搏跳动无力等，甚至发生气血瘀滞，血脉受阻。常见症状为面色晦暗，唇舌青紫，心前区憋闷和刺痛，脉象结、代、促、涩等。

四、"肺朝百脉"与"心主血脉"的关系

中医还有一个说法就是"肺朝百脉"。意思是全身的血液，都要流经肺。肺能起到协助心脏主持血液运行的作用。只有心和肺相互合作，才能使人体的气血不断循环，流动不息，营养物质才能被运输到全身各处，代谢的废物和垃圾也才能从身体里排出。所以人身体里血液的运行除了心的推动外，和肺的作用也是密不可分的。正如《素问·经脉别论》中所说："脉气流经，经气归于肺，肺朝百脉。"

所以说，心主血脉功能正常，心气运行通畅是全身气血运行顺畅的先决条件。心气通，则一通百通。

第七节　范进中举——喜伤心

我们都知道健康的身体不仅仅指生理健康还包括心理健康。心情愉快是判断身心健康的重要标准之一。积极的情绪不仅能够促进脏腑气血的协调，还会影响人体，对维护我们的健康起着良好的作用。《灵枢·本脏》中说："志意和则精神专直，魂魄不散，悔怒不起，五脏不受邪矣。"《素问·举痛论》也说："喜则气和志达，荣卫通利。"有不少患者，通过调节情绪，激发内心积极的情志

活动，加快了身体的康复。当然积极的情志也要适度，过分的高兴，达到狂喜的程度，也可能导致疾病的发生，"乐极生悲"也是有一定医学根据的。

《说岳全传》中描写的牛皋活捉金兀术后，因过喜而丧生的故事就是一个乐极生悲的例子。《说唐演义全传》中的程咬金，在他九十大寿的筵席上，满朝文武，满堂儿孙齐来拜寿，连皇帝也前来祝贺。他想起瓦岗三十六英雄都已不在人世，惟独他还活着，并享受这种殊荣，过喜大笑，三声殒命。这些虽然都是小说中描写的事，却是符合科学道理的。当大喜临门时，要注意控制自己的感情，不要过分激动，不要放声大笑，还可以从相反的角度想想，"可能搞错了吧"，"没有什么了不起"，以此来缓冲自己因惊喜而产生的急剧的情绪变化。

中医认为喜、怒、忧、思、悲、恐、惊这七种情绪变化即——"七情"，可以导致疾病的产生。但是在日常生活中，为什么我们每天都在经历着情绪的不断变化，疾病却没有找上我们呢？这是因为正常的情志反应不会导致疾病的发生，只有在"太过"也就是情绪活动过急、过激，而且维持时间比较长的情况下，才会使人体气机失调，脏腑损伤，出现神智异常。也就是说，狂喜、暴怒、骤惊、大恐等较为极端的情绪，才会诱发疾病。

一、范进中举，大喜伤心

一般来说，惊恐引起疾病的速度最快，愤怒导致的疾病一般都比较严重，忧思致病速度缓慢，喜悦致病的情况较少，但也不是没有。中医认为，喜乐的情绪与心的联系最为紧密，乐极首先会影响心的功能。范进中举的故事想必大家都是耳熟能详了。贫苦童生范进从 20 岁开始考秀才，理想是中举人。直到 34 岁他才中了秀才。他的岳父胡屠户是个趋炎附势、嫌贫爱富的人，对女婿感到很不满意。在范进面前他趾高气扬，粗野狂暴，范进也只是唯唯诺诺，低声下气。好不容易在次年范进中了举人，他喜极而疯，后来又被岳父胡屠户一个耳光打醒了。

二、大喜伤心的产生机制

《素问·阴阳应象大论》中说"喜伤心"。喜怒无常为什么会导致疾病的发生呢？中医认为，情志的异常变化会直接影响脏腑气机的运行，使气机紊乱。而且各种情志变化扰乱气机的方式又有所不同。《素问·举痛论》说："百病生于气也，怒则气上，喜则气缓，悲则气消，恐则气下，……惊则气乱，劳则气耗，思则气结。"在日常生活中，如果我们能做到喜怒有常、安定心神，就五脏调和、健康长寿了。

说到这里有人就感到迷惑了，林黛玉整天愁眉苦脸，我们都知道那样容易生病，所以人人都希望能笑口常开，乐呵呵地过日子。怎么高兴了还会生病呢？这是因为，在正常情况下，喜乐能缓和精神紧张，使心情舒畅。但暴喜过度则会使心气涣散，神不守舍，以致出现精神不能集中，甚至失神狂乱的症状。

《灵枢·本神》中说："喜乐者，神惮散而不藏。"喜乐本来能使人气血调和，精神振奋，对人有益。但暴喜，即突如其来的惊喜或过分的大喜，也是一种强刺激。这种刺激会使人的精神涣散，不能敛藏而耗散。从西医学角度来说，大脑受到这种刺激后，交感神经兴奋，释放大量肾上腺素，心率加快，血压升高，呼吸急促，体温上升，如果超过了人的适应能力，就会造成体内气机紊乱，甚至精神失常。就像前面提到的范进一样。

心和属相中的马同属火，它们也有一些共同点。马的性子很烈，只要给它一鞭子，它就会一直往前跑。一匹真正的好烈马，你不叫它停的话，它会跑死为止。心也是这样，永远不会停止跳动，除非死了。心有马的忠诚，更有马的刚烈，情绪的波动对它有很大影响。中医认为喜伤心。因为心属火，过喜会使心气涣散。也就是说，过喜很容易诱发心脏发病，甚至威胁生命。

这种因过喜而引起的意外，在日常生活中是时有出现的。特别是节假日期间一些亲友聚会，众人聚在一起自然是非常高兴的事情，一顿丰盛的聚餐也是必不可少的。但是，如果不注意控制情绪和饮食，会对心脏产生不良影响。首先，刚才已经提到了喜则气缓，易使心气涣散，也就是"喜伤心"。其次，过量饮食会使脾胃消化负担过重，导致脾胃之气不足而借调心之气来帮助消化食物，这样就会加重心气涣散。人体心气的过度消耗，很容易使心脏出现问题，诱发心脏疾病。

三、情志疾病，情志调

"七情"分属于不同的脏，根据五行理论，五脏之间存在着相互的生克制化关系，那么"七情"之间是否也存在着这样的相互关系呢？

答案是肯定的。《素问·阴阳应象大论》中就明确地说"恐胜喜"、"悲胜怒"、"怒胜思"、"喜胜忧"、"思胜恐"。

大喜为情绪过激，会导致精神涣散而生病。"恐胜喜"真的可以治病吗？前面所说的胡屠夫把范进打醒就是"恐胜喜"的例子。如果说那是小说的话，古代真实医案中也有一个很好的以恐胜喜、扭转病势的例子。

有一个新科状元，衣锦还乡，半路生病，向一个名医求治。这个医生说："你这个病是绝症，不出 7 天必死，你抓紧回家吧，走得快可能还可以撑到家。"新状元听了医生的话，非常害怕，日夜兼程，过了 7 天，身体却没有什么异常。这时候仆人交给新状元一封医生留下的信，信中说："自从你状元及第后，得的病是因为大喜伤心造成的，这种病不是简单吃药就能治愈的，所以我用死来恐吓你。这不，病治好了，如今你已经没有什么大碍了。"

现代医学研究发现，人的大脑中存在着主管快乐和痛苦功能的两个神经中枢，它们是紧密相连的近邻，相互之间的距离不足半毫米。平时它们之间合作良好，共同控制着我们的情绪。当快乐或痛苦中任何一方的刺激表现强烈时，就会越过边界骚扰到对方，使对方的功能表现出兴奋来，出现高兴过度的人反流眼泪，痛苦过度的人而发出傻笑的反常现象。这种刺激越强烈，给对方造成的影响也越大，乐极生悲、悲极见乐的事自然就发生了。

四、心有病，情绪变

前面说过，情志异常会伤及相应的脏腑，导致疾病的发生。同样，五脏有病也会导致精神的异常。《素问·阴阳应象大论》中就说："人有五脏化五气，以生喜怒悲忧恐。"《灵枢·本神》中说："心气虚则悲，实则笑不休。"中医有个病名叫"脏躁"，是一种以精神异常为主的疾病，多发于性格内向的妇女，表现为精神忧郁、烦躁不安、哭笑无常、全身疲惫等。"脏躁"是由于阴血亏虚，虚热内扰心神造成的。因为心主神明，心血虚则神乱，所以人就像由鬼神控制着一样出现精神错乱。

在日常生活中喜、怒、哀、乐都难以避免，遇到悲伤的事，放宽心态，从容面对；遇到高兴的事，要避免过分激动，不但要防"气死人"，还要防"乐死人"。

第八节　三寸不烂之舌——心主舌

辩论会上，正反双方唇枪舌剑，辩得好不热闹。《三国演义》里的诸葛亮舌战群儒，更是让人佩服。"三寸不烂之舌"，在春秋战国时期更是谋士们藉以安身立命、纵横天下的法宝。著名纵横家张仪在楚国碰了钉子，被打了几百板子，回家妻子嘲笑他："你一个读书人怎么会受到这样的侮辱呢？"他对妻子说："看我舌头还在吗？"妻子笑着说："你的舌头在啊。"他说："那就足够了。"

如何拥有这"三寸不烂之舌"呢？这里当然不是"演讲与口才"的课程。如果非要给个答案的话，你可以想象一个老中医微合双眼，手捋长髯，对你说一个字："心"。这不是唯心主义，因为从中医来说，舌头确实和五脏之中的心密切相关。中医经典著作《黄帝内经》明确说了"心主舌"，心"在窍为舌"。

关于心，我们都了解多少呢？

"手少阴之别，……循经入于心中，系舌本。"心的经脉连着舌头。

心"藏神"，"神明出焉"。心主宰神志活动。

心"在体为脉"。心还主管血脉。

心"为五脏六腑之大主"，心可以管着其他脏。

好的，记住这些，我们就开始分析"三寸不烂之舌"是怎么练成的。

一、雄辩有赖于心主神明

唐代医家王冰说，"心别是非，舌以言事"。就是说舌头的语言功能和心主宰神志活动的功能有关。具有强大语言功能的"三寸不烂之舌"，一方面舌头灵活，发音准确流利；另一方面思路清晰，内容富有感染力。言语的内容由心主宰的神志来决定，舌头的灵活程度也受神志影响。人在大醉之后，神志受到影响，就可能会变得说话没有逻辑，吐字含糊不清。

细分起来，则言语的内容与神志活动的关系更为密切，体现了高级的思维活动。在雄辩这事上，也正是内容比吐字更为重要。著名的法家韩非子说话结巴，可是不影响他文章的雄辩恢弘，令秦始皇都对他"青眼有加"。如果说文字是另一种意义上的"喉舌"，那么依然是"心主舌"。

二、清心火则舌不烂

虽说"三寸不烂之舌"意指雄辩，不过舌头长疮也有损"不烂"之威名，且非诸君之所愿。我们把舌头长疮叫"上火"，是哪里的火呢？是心火。舌头上长疮吃点儿清心火的东西是最对路的。比如吃点儿苦瓜，熬点儿绿豆汤，或者莲子心泡水。要是看见一个泻火的药就拿来吃，可能效果不是很好，还可能会因此而误伤了脾胃，因为脾胃最怕凉药。

三、味觉与心也有关

舌头除了讲话，另一大功能是尝味道。《黄帝内经》将味觉功能与两个脏联系起来，这两个脏一个是脾，一个还是心。"脾气通于口，脾和则口能知五谷矣"，"心气通于舌，心和则舌能知五味矣"。

我们知道脾和消化功能密切相关，主管味觉也就不足为怪。而心是怎么影响味觉的呢？

心的经脉连着舌头，心和它的经脉有病，可以在舌上有所反映。心主宰神志活动，包括各种感觉，而味觉正在其中。心主管血脉，可以为舌头提供营养，作为味觉的物质基础。从这个角度入手，可以治疗一些味觉异常的病患。

有一位中年妇女，她舌头灼痛，不能吃味道重或者刺激性的食物，口里还没味儿，只有灼热疼痛的感觉。舌头左侧长了白膜状的斑块，舌头红红的，上面的舌苔很少。西医诊断说是舌体有扁平苔藓，用过聚肌孢肌注、口服强的松、维甲酸等药物，两年多了也没什么效果。她找上海市中医文献馆老中医门诊部杨悦娅医生看病，杨医生从"心主舌"的角度入手，用生脉饮合清营汤加减，养心阴、清心热、益心气。治了3个多月，舌头表面的斑基本消退了，又治了1个月，患者就没有再来就诊。

味觉和心还有另一个渊源：酸、苦、甘、辛、咸这些表示味道的词，除了咸只用作表示味道，其他四个字也用于表达人的心理，或是引申为听觉等其他感觉，或是能引起人愉悦、悲伤感觉的事物，如甘愿、酸溜溜、寒酸、辛苦等。

四、从舌头看健康

其实舌头对人的贡献不只在语言和味觉上，它还可以反映人体的健康情况。

舌头归心主管，自然最能反映心的情况。舌头富于血络，它的质地也能反映气血的盛衰。另外，舌头与足太阴脾经、足阳明胃经、足厥阴肝经、足少阴肾经也都有直接或间接的联络，有关这些脏腑的信息也可以在舌头上反映出来。

那么怎么从舌头看出健康和疾病呢？舌头淡红是正常的，如果变得更红就是有热；舌苔薄白是正常的，如果变黄则是有热。其中舌尖主要反映心肺，舌两边反映肝胆，舌根反映肾，舌中间反映脾胃。

中医把看舌头诊病叫做舌诊，看上去简简单单，可曾经有一段时间，它还是一些医生的秘密武器呢。

在舌诊普及之前，错判寒热而造成的误治屡见不鲜。

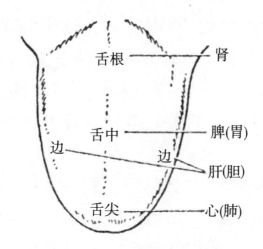

图 1-4　舌面脏腑相关图

舌诊对于判断疾病的寒热属性就很有帮助，学了舌诊的医生其诊病的水平就会有所提高。到元代才出现了一本系统讲舌诊的书《敖氏伤寒金镜录》，这本书还配了图。但由于一些医生的私心，这本书一直是秘密流传着的。明代名医薛已在国子监看到之后，为了造福更多的人，他立刻把这本书拿来刻印，并且画上彩图、标上颜色就发行了。从此，天下的医生才了解到了舌诊。

　　现在，看中医的时候总少不了伸舌头这个步骤，舌诊和脉诊平起平坐。小小舌头能担此大任，也没有愧对心为"五脏六腑之大主"的称号了。

第九节　心花怒放，写在脸上——心其华在面

　　听到"心花怒放"这个词，大家的第一反应大概是想象心里乐开了花的样子。看了这篇文章之后也许你就可以多一个想象了，就是脸上乐开了花。为什么呢？

《素问·六节脏象论》说，心"其华在面"。而"华"在古时候是可以通"花"字的。例如《诗经·周南·桃夭》有一句"桃之夭夭，灼灼其华"，说的就是桃花鲜艳的样子。所以"心花怒放"就等同于"三军过后尽开颜"的"开颜"。

《素问·阴阳应象大论》还说，心"在志为喜"，"心花"的开放表示了喜悦的心情，那么"心花怒放"则是大喜之下脸上乐开了花。

一、察言观色，知心知健康

不光是喜悦，人的精神意识、思维活动都归心来管。《黄帝内经》说的"心藏神"就有这个意思。面部作为心之"华"，有丰富的面部表情来反映人的心理活动变化。我们说的"察言观色"就是通过捕捉对方的面部表情来揣摩其心理，从而达到更好的人际交往效果。

对于中医来说，察言观色也是很有必要的，但是涵义就有所不同了。中医主要是通过观察面部的色泽来获取健康信息，如气血盛衰、脏腑偏盛等。这和我们见面说"您今天气色不错"，其实也是一个道理。

《黄帝内经》说，"心主身之血脉"，面部富于血脉，全身气血都上注于面。再加上面部又方便医生观察，所以望面色成为中医诊断的重要手段之一，属于中医四诊"望闻问切"中的"望"诊。

面部色泽可以反映心的功能状态。正常情况下，心气旺盛，血脉充盈，则面部红润光泽，奕奕有神。生病的时候，如果心气不足，可以见到面色白而虚浮，晦暗；心经有热，面色发红；心血瘀阻，面色青紫；血虚，面色淡白，没血色。

心脏病患者就常有心血瘀阻的表现。家里如果有心脏病患者，要注意观察他的面色，一旦面色变得青灰，嘴唇青紫，再加上不停出冷汗。那么这次的心痛可能非常剧烈，而且很危险，中医叫"心阳暴脱"。此时，除了给患者含硝酸甘油片，还要抓紧时间就医。因为可能是心肌梗死，光靠硝酸甘油片是缓解不了的。

面部色泽还可以反映气血盛衰。气血充盛，面部红润光泽，就是我们说的"气色不错"。气血虚则面白缺少光泽，血虚则面色发黄像枯萎的草的那种颜色。我们说一个人"面有饥色"，就是长期饥饿，营养不良，气血虚的表现。

二、神奇的望面色诊疾病

心为"五脏六腑之大主"，面作为心的"华"也是"全息"的，其中蕴藏着大量的脏腑生理病理信息。

通过面色诊察体内各个脏腑的病变情况，一个方法是先将脏腑对应面部位置，再看相应的位置是否有色泽变化。由色泽定病性，发红是有热，发白是有寒，发青发黑是疼痛的表现。

脏腑在面部的位置分布主要有两种说法。一种是左颊代表肝，右颊代表肺，额代表心，鼻代表脾，下巴代表肾。另一种分布就复杂一些了，先把面部的位置进行划分和命名，然后再确定具体脏腑在面部的位置。两眉之间代表肺，肺上方额处是咽喉，肺下即两眼之间是心，心下是

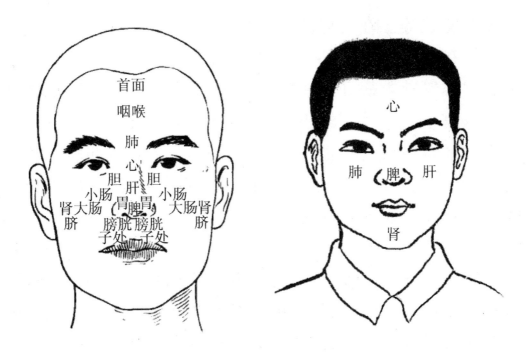

图1-5　面部脏腑相关图

肝，肝两侧是胆，肝下即鼻尖处是脾，脾两侧即鼻尖两侧是胃，鼻端两旁上方是小肠，面的中央部位是大肠，大概在颧骨下方，比小肠的位置靠下，大肠外侧即两耳门前是肾，两鼻孔下方是膀胱、子宫。

第二个望面色诊断方法是直接将面部的五种颜色内应五脏，由面色的变化推测脏腑的病变。青代表肝，赤代表心，白代表肺，黄代表脾，黑代表肾。

怎么应用呢？

举个例子，有的人下巴红肿生疮，用知柏地黄丸效果很好。这是采取第一种方法的，按第一种分布方式，结合面色对应的病性来说的。下巴属肾，红色代表热，结合起来是肾有火热，知柏地黄丸可以清肾火，所以有效。

第二种分布方式的应用也不少，也是哪儿红了，就考虑哪儿有热等。在人体的穴位中有一个印堂穴，位于两眉中间，在分布图上对应肺。印堂穴主治痴呆、痫证、失眠、健忘等神志病证；头痛、眩晕、鼻出血、鼻流浓涕等头目五官疾病；小儿惊风、产后血晕等儿科、妇科疾病。从主治来看该穴与心也有关。因为印堂在人面部居中偏上的位置，对应心肺。心主血脉，肺主气；心藏神，肺藏魄。印堂发黑表示心肺功能不佳，那么一方面可能气血不畅，身体状态不好；另一方面可能心神不定，缺少气魄。这样的状态与人打交道，处理事务，当然容易出事故了。另外，气色不好的时候，给人带来的印象也不好，也不能带来什么好运了。健康的身心才是创业发展的基本条件，因此，从面色看健康，某种程度上也可以看出命运发展。

　　用五色对应五脏的方法来诊病，还要结合光泽来看。正常的面色应该以明润含蓄为佳，就像瓷器的颜色藏在釉里那样。如果颜色有改变，但是明润有光泽，预后也相对好一些。如果某一脏对应的颜色直接显露出来，缺乏光泽，那预后就不好了。《黄帝内经》里详细地举了例子，说面色如果青色像死草、黄色像枳实、黑色像煤灰、红色像凝血、白色像枯骨而没有光泽，都是死兆；而青色像翠鸟羽毛、红色像鸡冠、黄色像煮熟的蟹腹壳、白色像猪脂、黑色像乌鸦羽毛，含有明润的光泽，都是生机旺盛的表现。

　　医生依据望诊得到丰富的信息，从而判断疾病的所在，指导治疗和判断预后，在普通人看来，确实很神奇。故而中医四诊"望闻问切"，"望"排在首位，人称"望而知之谓之神"。

三、充足的阳气是耐寒的保障

心为"阳中之太阳"，是阳气最充盛的一个脏，而面部也被称为"诸阳之会"，是人体最不怕冷的地方。

为什么脸上不怕冷呢？《黄帝内经》里黄帝就问了岐伯这个问题。脸上和身体的其他部分连着骨头连着筋，流着同样的血，气也是全身流通，可是天寒地冻的时候或者突然降温，手脚都冻得麻木了，为什么脸上却不需任何东西遮盖也不怕冷呢？

我们仔细想想，我们有帽子遮盖头顶，有围巾遮盖脖子，有耳塞保护耳朵，有人戴口罩但是主要是保护口鼻不吸进凉气，还真的没看过有人怕脸上冷，专门找东西挡着脸的，对吧？

岐伯是怎么回答的呢？

岐伯说，全身经络的气血都能到脸上，各种气所化的津液也向上熏蒸脸部，再加上脸上的皮肤比较厚，肉也比较坚实，所以天气很冷的时候脸也能忍受。

岐伯还提到"诸阳之会，皆在于面"。人体的十二经脉之中，有六条阳经都会聚于头面，所以把头面部称为"诸阳之会"。阳气有温煦的作用，阳气会聚的地方就好像一直有温暖的阳光照耀着的春城，冰霜来了也会融化，怕什么寒风袭人呢。

古人常把人面比桃花，殊不知"心花"又似梅花，"凌寒独自开"呢。

四、阳气也是驻颜的法宝

阳气不仅让面部不怕冷，也是驻颜的法宝。《素问·上古天真论》说：女子"五七，阳明脉衰，面始焦，发始堕；六七，三阳脉衰于上，面皆焦，发始白"，男子"六八，阳气衰竭于上，面焦，发鬓颁白"。容颜易老，原来是"阳气衰竭于上"，而容颜的憔悴始于"阳明脉衰"。

阳明脉是什么呢？阳明脉有足阳明胃经和手阳明大肠经。如何延缓阳明脉的衰弱呢？足阳明经上有个足三里穴，是著名的抗衰老穴，可以经常按摩。日本一个长寿家族就有灸足三里穴的习惯。

除了刺激阳明脉的穴位来延缓它的衰弱，我们还应该善待它们相连的脏腑。胃主受纳食物，大肠主传导糟粕，都属于消化系统。如果饮食不规律，大便不正常，就会影响胃和大肠的消化和传导功能，那么今后的美容工作也会很辛苦，再好的化妆品也难遮盖衰老的痕迹啊。

五、用笑容留住年轻的容颜

要想留住年轻的容颜，最简单的办法应该是笑口常开了。心"在志为喜"，"在声为笑"，喜悦的心情和笑声是给心的最好礼物。喜悦的心情还有利于人体脏腑精气的正常运行，《黄帝内经》里说的"喜则气和志达，荣卫通利"就是这个意思。所以俗话说"笑一笑，十年少"。

笑容也是人际交往中最好的名片，会让您的事业顺利，生活愉快。多一些开心，少一些烦恼，人当然就显得更年轻了。

不是每个人都会把心事写在脸上，但是每个人的脸上都可以透露健康的信息。不是每个人都能从脸上看出健康的信息，但是人人都希望少一些烦心事。多给自己个笑脸吧，让我们用灿烂的笑容迎接每一个明天。

第十节　不要怕出汗——汗为心之液

军训的时候人们站在烈日之下，有些人出汗特别多，全身都被汗湿透了，而有些人却只是出一点汗，到底是哪种人身体好呢？我们在锻炼身体的时候应该出多少汗好呢？发烧的时候吃了药后出汗应该出多少合适呢？

要回答这些问题，我们先看看汗从哪里来，汗对身体有什么作用。

《黄帝内经》认为，汗是"阳加于阴"的产物。《素问·阴阳别论》里说："阳加于阴谓之汗。"阳指的是阳气，阴指的是体内的津液，阳气推动津液外出就成为汗。另外，津液外出要通过汗孔，也就是《黄帝内经》说的"玄府"、"鬼门"、"腠理"之类。所以出汗有三个因素：物质基础——津液；动力——阳气；通道——腠理。

一、阳气是出汗的关键

汗的来源是饮食经过加工生成的津液。但津液仅仅是一个物质基础，正如一个原材料可以加工成多种产品，人体内的津液也有多种去处，除了汗还有眼泪、鼻涕、唾液等。决定津液转化为汗液而不转化为其他物质的，是蒸腾津液外出的阳气。

腠理是出汗的通道，它的开合也是依赖阳气的。天气寒冷的时候，我们如果保暖不够好，就会冻得直哆嗦，这时我们会发现身上容易起鸡皮疙瘩，这就是腠理关闭的样子。如果到屋里坐着喝点热水，鸡皮疙瘩一会儿就消失了，可能还要微微出点汗，这是关闭的腠理打开的征象。

津液之所以能转化为汗，关键在于阳气，出汗的通道的开合与阳气有关，所以三个因素里面最重要的是阳气。《黄帝内经》认为汗为心之液，把汗和心联系起来，更说明了阳气对于汗形成过程的重要性，因为心在五脏中是"阳中之太阳"，是阳气最足的一个脏了。

二、心和汗的更多关系

心和汗的关系不仅仅体现在阳气对汗的作用上。正常的出汗可以分为两种，散热性出汗和精神性出汗。它们都和心有关。

前面说了，心是"阳中之太阳"，阳气旺盛。天气炎热，或者衣服被子太厚，或者运动过后，体内阳气愈发旺盛，蒸腾津液外出的能力增强，汗出会比较多，体内的热随汗液外泄而散发，以维持恒定体温。这些出汗的目的都是为了散热。

心又主管人的精神情绪。有人会在精神紧张的时候频频擦汗，有人面对突发事件吓得直冒冷汗，有人心情激动的时候就容易出汗，这些都是精神性出汗，和心有关。

三、汗是病情的明镜、病机的钥匙

汗出得不正常了，无非是津液、阳气、腠理三方面出了问题，而外来病邪的侵袭和人体内部脏腑、气血失常都可能导致津液不足或凝滞、阳气受损或过旺、腠理不开或不合或该开不开该合不合。汗出异常也是反映病情的镜子，寻找治病关键的钥匙。

例如，汗出量多，淋漓不尽，表示阴虚阳脱，病情深重。又例如，湿邪和暑热之邪一起侵袭人体，患者常常感觉热但又不舒服，既不会多出汗，也不会因为出了汗病就好了，这种情况被形容为"如油入面"，黏黏腻腻很不清爽的感觉。还有一种痹证，汗多而皮肤湿润，是感受湿邪太重引起的。那么医生看到关节炎患者如果汗出不清爽，用一些除湿的药物，效果可能就比较好。

四、适当出汗让你身体健康

在有外邪侵犯的情况下，出汗一方面可以散热以维持体温恒定，另一方面可以祛除外邪。这可以是身体自身调节出的汗，也可以是在治疗过程中让他出汗来起散热和祛邪作用。

在发热的时候，发汗散热是治疗原则之一，但也不是唯一的原则，更不是所有的发热发汗就能治好。比如烧了几天之后，还可以用针灸的泻热法或者开清热泻火的药方，它们和发汗是不一样的。

另一方面，发汗也不是只能散热。我们还可以通过发汗，使邪气有出路，疾病转愈。例如治疗水肿，有一个方法是"开鬼门"。打开汗孔，也就是发汗。医圣张仲景在《金匮要略》中更明确地说了，水肿要是在腰以上肿，可以发汗来治疗。

那么，应该出多少汗呢？

出汗是要随着病情发展，具体情况具体分析的。一般的着凉感冒，微微发汗就可以了，而且有一些人是忌讳发汗的。为什么？汗从津液中来，如果遍身大汗不止可能会导致津液枯竭。那些阴虚的人、慢性出血的人本来津液就不足，当然忌讳发汗了。从汗的作用来说，主要是用于散热、祛邪。如果邪气不强，热度不高，微微发汗就可以解决问题，再过头就会出现津液枯竭的副作用了。当然，也有需要发汗比较多的情况，那就说明这个邪气需要发这么多汗才能祛除，而且患者的津液也不亏虚，有时水湿还比较多。这就回答了开篇的最后一个问题。

现在我们回答开篇的另外两个问题，一个人身体的好坏在于能否根据环境的变化有效调节自身。在暑热的环境下，需要出汗来散热和祛除暑热邪气，所以不出汗未必身体好。但是出汗也会耗费身体的津液和身体的阳气，如果出汗太多会伤及心阳而带来心悸等症状。所以出汗太多了对身体也不好。汗出的过多过少都反映在出汗的某个环节上有可能有问题，只有有效维持身体稳态的出汗才是最合适的。所以在锻炼身体的时候，根据自己的感觉决定锻炼强度，不必勉强自己非要出多少汗，适合自己的才是最好的。

第十一节　用心聆听——心开窍于耳

什么叫用心聆听？

卓文君听懂司马相如的琴声，一曲《凤求凰》成全一对一世夫妻。

钟子期听懂俞伯牙的琴声，一曲《高山流水》纪念两个绝世知音。

古人所称知音，琴音入耳而知心。

如果说眼睛是心灵的窗户，那么耳朵就应该是心灵沟通的道路。

中医理论认为，心与耳也有联系。《素问·金匮真言论》说："南方赤色，入通于心，开窍于耳，藏精于心。"也就是说心开窍于耳。

虽然《黄帝内经》的其他篇章强调耳与肾的联系比较多，但耳与心的联系也没有被否认。南宋的严用和提出"心寄窍于耳"，明代王肯堂则说得更直接："肾为耳窍之主，心为耳窍之客。"这就好像把耳朵比喻成一个住处，肾是主人是房东，心是客人是租户。

一、心的经络与耳相连

《灵枢·口问》说："耳者，宗脉之所聚也。"人的十二条主要的经脉都直接或间接地与耳朵有联系，心经也不例外。不但《黄帝内经》里这么说，实验也证明了这一点。1985 年，安徽芜湖市中医院尉迟静发表了一篇文章，根据他们实验观察，刺激手少阴心经的井穴，针感可以传到耳廓上，文章中还描述了具体路线。这个实验证实了心与耳在结构上的联系。

虽然手少阴心经只是通过它的络脉弯弯曲曲地连上了耳，不像手少阳三焦经、手太阳小肠经、足少阳胆经还有穴位分布在耳前，可是已经足以让心的各种功能对耳产生影响，而耳朵也得以反映心的功能状态。

二、冠心沟是心在耳朵上的反映信号

心主管人体的血脉，耳朵也有赖于气血的滋养。气血差的时候，耳朵的外观就变差。那么，从理论来说，从耳朵的外观就可以推断气血的情况，推测心的功能。

是不是这样呢？

1973年新英格兰医学杂志里，Frank ST提出诊断性的耳垂皱褶可以预示存在冠心病。这个皱褶现在我们一般称之为"冠心沟"，指的是一条横贯耳垂的斜线、弧形、弓形纹，从耳朵的屏间切迹（耳垂与耳廓软骨交界的地方）向下止于耳垂边缘，可以在单耳出现，也可以在双耳出现，深浅长度可以各自不同，常出现在50岁以后。

虽然冠心沟是一种老化现象，随着年龄增长而出现，但研究表明，冠心病患者出现冠心沟的比没有冠心病的人多。同时，在冠心病患者中，有冠心沟者预后更差。研究人员分析冠心沟的成因，认为是全身动脉硬化时，耳垂的供血也出现障碍，因此局部皮肤及组织衰老，从而在与耳廓软骨交界的地方出现皱纹。所以观察耳朵上的冠心沟，可以帮助我们判断人体气血的情况，推测心的功能。

如果我们懂得聆听身体的声音，那么一定不要忽略冠心沟，这是心在耳朵上的反映信号。

三、心病也可以引起耳鸣

心有病变的时候可以影响耳的外观，当然也会影响耳的功能，也就是影响听觉了。听觉异常包括耳鸣、耳聋、幻听等，其中一部分（当然不是全部）是由于心的病变引起的。很多人都为耳鸣所苦，有的声如蝉鸣，有的则轰隆轰隆响个不停。耳鸣一般都认为是肾虚导致，但是有一部分耳鸣却要从心来治。

例如心血不足，气血总量少了，分配给耳的气血也少了，就可以出现听力下降、耳鸣，甚至耳聋。这时往往还有失眠，健忘，多梦等症状。

如果心的阳气不足，运送气血上行的力量不足，到达耳朵的气血依然不够，也可导致耳鸣耳聋。医圣张仲景的《伤寒论》里就有一个因为发汗太过伤了阳气，引起耳聋的例子。

如果心血瘀阻，经络不通，同样可以导致耳朵的气血不利，造成耳鸣耳聋。

如果有心火，心火随经络上行，也会影响听觉，导致耳鸣耳聋。这种情况还伴有心烦、失眠、口燥咽干等症状，而且耳鸣的声音比较大，"耳鸣如潮"。

如果心火亢盛，同时又有肾虚，这种情况又叫"心肾不交"，也会有耳鸣耳聋、心烦、失眠的症状。正常情况下，心和肾是维持一个平衡的，这种平衡状态叫做"水火既济"，水代表肾，火代表心。现在这个平衡被打破了，就出现"心肾不交"。一般这种情况下的耳鸣是"耳鸣如蝉"，声音比较小，和肾虚耳鸣的情况接近。

四、幻听从心来治

心还主宰人的神志活动，如果心神失常，就会导致听觉和神志的不配合。要不就是本来有声音，但是就像没听见那样没反应。见到这种人，我们肯定说他呆子。要不就是本来什么声音都没有，非觉得自己听见了什么，这种就叫幻听。如李东垣所说："心脏虚邪，妄听妄闻箫声。"

《名医类案》则记载一位府尹，坐堂判案的时候耳朵听见有"风雨鼓角声"。医生认为是"心脉太甚，肾脉不能归耳"。用的是凉心经的药，说一旦心经正常了，肾脉就能恢复正常。果然第二天就好了。

幻听的情况更多的是出现在一些精神病患者身上，有的会支配患者的行动，造成伤害自己或他人的严重后果。有的患者经过治疗，其他精神症状消失，但是幻听还非常顽固，治疗起来非常棘手。

北京中医药大学王琦教授曾治疗一个 20 岁的精神分裂症患者。患者因为 3 年前受老师责备而逐渐起病，说老师故意整他，听见外面有人骂自己，已死的爷爷叫自己。疑心饭里有毒，打父母，砸家具，扬言要烧房子。胡言乱语，自言自语。吃过泻下的中药，也用过涤痰开窍、养血安神的方药，效果都不明显。后来被送进医院，诊断为精神分裂症，用了氯丙嗪、氯氮平、奋乃静、氟哌利多大剂量内服治疗 4 个月，效果不佳。又用胰岛素治疗一个疗程，患者比以前安静了一些，但还留有幻听。查舌象和脉象，舌苔发白，舌质紫黯，脉弦涩。

王琦教授考虑这个患者有情感不遂的病因，又有久治不愈的病史，结合舌象脉象，认为患者是所愿不遂，气机不畅，气郁日久，导致血瘀，瘀血迷塞心窍而神志失常。这个幻听就从"心开窍于耳"来治。

既然患者是气滞血瘀，迷塞心窍，那就采用理气解郁、活血化瘀的治疗原则。方用桃红四物汤加木香、香附、枳壳、葱、姜等，每日1剂，早晚分服。到第6剂服完，患者的幻听已经大大减轻。又服了20多剂药，幻听就消失了，后来又观察了一个多月没有复发。如果只认定"肾在窍为耳"，而不考虑心与耳的关系，恐怕就没有这样好的疗效了。

五、用心聆听，做身体的知音

作为医生，我们要用心聆听先贤的教诲，才不会"书到用时方恨少"。

作为医生，我们要用心聆听患者的病史，全面获取各种与疾病相关的信息。

而作为患者，一个曾患病、将患病、正患病的人，我们要用心聆听自己身体的声音。

用心聆听，你会获得各种与疾病相关的信息。

用心聆听，身体会告诉你什么是战胜疾病的最好方法。

听不懂身体的声音怎么办？

没关系，众多的中医古籍都可以帮你。

中医从诞生的那天起就是为大众的健康服务的，从现存最早的中医经典著作《黄帝内经》就可以看出，我们的先辈们是如何苦口婆心地教大家聆听身体的声音，如何来进行自我保健。真正的中医人并不希望拥奇术而自重，而是"但愿世间人无病，哪怕架上药生尘"。

中医不是曲高和寡的"阳春白雪"，中医应该是服务大众的"下里巴人"。

但愿君心似我心，定然不负相知意。

第十二节 脏腑相合——心合小肠

中医理论认为，人是一个有机的整体，身体各个部分之间联系密切，以经络为通道，相互传递各种信息。心、肝、脾、肺、肾这五脏，借助经络分别和六腑中的小肠、胆、胃、大肠、膀胱形成脏腑表里关系。

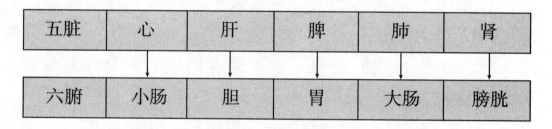

五脏	心	肝	脾	肺	肾
六腑	小肠	胆	胃	大肠	膀胱

图1-6 五脏与六腑的表里关系图

一、分化营养与糟粕——小肠

提起小肠，你会想到什么？

中医所说的小肠，除了参与食物的消化吸收，还有"泌别清浊"的作用。如果说消化的过程是将食物变成营养的加工过程，那么小肠就有点儿像这个加工工厂里的质检科长，要把次品挑出来送去处理，这样才能保证我们吸收的是精华。

其实，在我国古代医书中对小肠的大小、形态、位置、重量等已有了比较详细的记载。凡是胃里的食物，都进入小肠，由小肠接受和盛放。由于小肠比较长，所以食物在小肠中会停留较长一段时间，进行着进一步的消化。

经胃初步消化的食物进入小肠后，须在小肠内停留比较长的时间以利于进一步消化，所以《素问·灵兰秘典论》说："小肠者，受盛之官，化物出焉。"

要想保证小肠能正常工作，需要各个脏腑的共同参与。首先，胃里的食物能顺利进入小肠；其次，脾的运化像是一个发动机，推动消化的进行；再次，肝和胆也要正常工作。胃里初步消化的食物，经过大家的齐心协力、分工合作，就变成了营养物质和食物残渣的混合物。

这时候，小肠继续发挥它质检科长的职责，取其精华，去其糟粕，把混合物中的精华和糟粕区分开来。一方面，吸收水谷的精华，另一方面，把食物残渣进一步运向大肠。一旦质检科长——小肠在工作中失职，清浊不分，就会出现腹胀、呕吐、腹泻等。这样看来，小肠责任重大。正是应了这样一句话，能力越大，责任越大。但是能力再大的人也是需要帮手的，质检科长——小肠的帮手就是运输科长——脾和胃。小肠在分辨清楚营养物质与食物残渣后，是需要运输科长——脾和胃来帮忙的。营养物质借助脾气上升而输布全身，食物残渣靠胃的通降功能而下传进入大肠。

质检科长——小肠，官虽不大，但责任重大。在它的监督下，精华和糟粕被截然分开，找到了最适合自己的方向。

二、正常情况下心和小肠间的联系

心与小肠间有经络相通，他们通过经脉的相互络属构成表里关系。心属里，小肠属表，二者经脉相联，故气血相通。

心主血脉，心阳的温煦，心血的濡养，都有助于小肠的功能。借助心火的温煦，小肠才能辨别清浊。泌别清浊后，小肠吸收水谷精微和水液，并把其中的浓厚部分转输给心，以养心脉。就是《素问·经脉别论》中所说的"浊气归心，淫精于脉。"

三、生病了，心和小肠相互影响

心火过旺时，除表现心烦、口渴、口舌生疮以外，还有小便色深、排尿感觉灼热疼痛等小肠有热的表现，这叫做"心移热于小肠"。

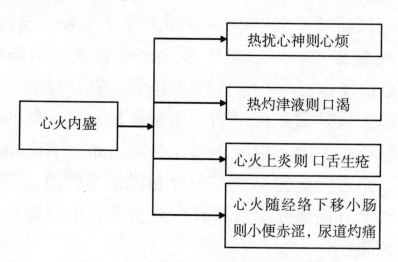

图1-7　心火内盛的证候分析

同样，当出现小肠实热时，热也可顺经上达于心而出现口舌生疮、小便涩痛、尿血、舌红苔黄等症状。心火旺盛，向上可上炎口舌，向下可随经络下移小肠。治疗上一方面要清泻心火，另一方面还要清利小肠之热，相互兼顾，才能取得良好的疗效。

第十三节　心脏侍卫——神秘的心包

我们通常说到的脏腑里，就算心包的身世最为离奇了。它是"五脏六腑"之外的一个脏，和五脏六腑一样有自己的经脉。《黄帝内经》借古代君臣官职来比喻脏腑功能，心包也和其他脏腑一起位列"十二官"。虽然名分不是很明确，但是作用却是至关重要，它就像一个神秘的心脏侍卫，时时刻刻保护着心的安全。

一、心包代心受邪

心包络在《黄帝内经》里有很多名字，如"心之包络"、"心包络"、"心主"、"胞络"等。我们熟悉的"膻中"也是它的一个别名。

根据这些名字，追寻心包络在《黄帝内经》里的踪迹，我们把心包络的作用归纳为：布达心志、护卫心脏和代心受邪。

心包络的这些作用，古代多从君臣关系来论。在《素问·灵兰秘典论》里，心是"君主之官"，而膻中，也就是心包络，是"臣使之官"。这个"臣使之官"，我们可以理解成君主身边的贴身侍卫。

俗话说"国不可一日无君"，对于人体来说，哪怕心脏只有几分钟不能工作，后果就不堪设想。为了保障心这位君主的安全，心包络这位贴身侍卫就肩负着重要使命，而且当君主有生命危险的时候还要扑上去挡刀挡剑挡子弹。所以《灵枢·邪客》说："故诸邪之在于心者，皆在于心之包络。"那些会伤害心的邪气，到心包络那儿就打住了，心包络的工作确保了心的安然无恙。

《灵枢·胀论》里面又把心包络比喻成君主的宫城，说："膻中者，心主之宫城也。"这句话里面"膻中"指的是心包络，而"心主"指的是作为君主的心。心包络是心这位君主的宫城，强调了心包络的护卫作用。既然一国之大将可比喻为国之长城，对应起来，将一个救驾功高的侍卫比喻成宫城也未尝不可。

怎么个救驾功高呢？

这可不是说说而已，而是在临床也有实际应用的。清代名医叶天士《外感温热篇》开篇就说："温邪上受，首先犯肺，逆传心包"。这就反映了心包络代心受邪的作用。"逆传心包"会出现舌头不利落、昏迷、谵语等神志失常的表现。清代另一位名医吴鞠通在《温病条辨》里面拟的一个方子叫清宫汤就可以治疗。清宫汤用玄参心、莲子心、竹叶卷心、连翘心、犀角尖、连心麦冬这些药，专清心包的邪热。清宫汤这个名字来源于"心主之宫城"，要是以为是妇科治疗子宫疾患的药物，那就不但要闹笑话，而且有可能出问题了。

"逆传心包"出现的那些症状也同时说明了心包有布达心志的作用。神志本来是由心来主宰的，为什么心包失常了就影响了神志呢？

古人认为，心对其他脏腑的调节作用也是要通过心包络传达出去的，也就是我们说的心包络有布达心志的作用。心包络失常，心主神志的作用传达不出去，神志就受到影响了。就像电视剧里皇帝宣圣旨的时候，从来都不是自己宣读，总是身边的人给他传下去宣读"奉天承运，皇帝诏曰"。

当然，有的朋友会说了，传圣旨的好像一般不是侍卫吧。不过，心包络的名分本来就不明不白，一会儿位列臣工，一会儿又说是宫城了。它真是神龙见首不见尾的神秘人物，又何必深究一个侍卫的头衔呢？暂且这么比喻着吧。

二、心包和心患病，治疗很相似

心包和心的关系还不仅如此。我们发现，在《灵枢·本输》里面心经所取的穴位，实际是心包经的穴位。不仅如此，心包受邪所出现的病变与心是一致的，因此在辨证、治疗上也大体相同。

我们把心包络比喻成一个神秘的侍卫，现在发现这个侍卫居然还和君王长得很像，连生病都病得那么像，双胞胎也不过如此啊！真有点儿扑朔迷离的味道了，是不是有点儿困惑了呢？好在《黄帝内经》里有一段黄帝和岐伯的问答为我们做了详尽的解释，就让我们来听听他们是怎么说的吧。

"黄帝曰：手少阴之脉独无腧，何也？

岐伯曰：少阴，心脉也。心者，五脏六腑之大主也，精神之所舍也，其脏坚固，邪弗能容也，容之则伤心，心伤则神去，神去则死矣。故诸邪之在于心者，皆在于心之包络。包络者，心主之脉也，故独无腧焉。

黄帝曰：少阴独无腧者，不病乎？

岐伯曰：其外经病而脏不病，故独取其经于掌后锐骨

之端。其余脉出入屈折，其行之徐疾，皆如手太阴心主之脉行也。"（《灵枢·邪客》）

在《灵枢·邪客》里，黄帝问岐伯为什么唯独手少阴心经没有自己的穴位。我们现在看到的经络穴位都是齐全的，不存在这个问题。但黄帝了解到有这么一种学术流派，比如写《灵枢·本输》的这些人，他们的经络穴位里面，心经共用了心包经的穴位。他了解到这个学术流派的思想，并不是一味否定它，而是虚心地向岐伯请教。

岐伯解释说，心是很重要的一个脏，主宰五脏六腑，又是精神的中枢。这个脏也是很坚固的，不容邪气侵犯，邪气一旦侵入就会损伤心，以致神气耗散，人就会死亡。心包络能够代心受邪，所以凡是各种病邪侵犯心脏的，都在心包络，防止产生严重的后果。因为侵犯心的邪气在心包络，所以取心包络经脉（心主之脉）上的穴位就可以治疗心的疾病。

就好像是保护君主防范刺客，这是侍卫的职责，侍卫带刀严加看守就行了，君主没有必要因为担心刺客，自己也整天佩戴刀剑严阵以待。

总之，对于心来说，心脏不会直接感受邪气。邪气在心包络那儿，就应该取心包经的穴位，这样说来手少阴心经就不用有穴位。但若手少阴心经有病，也可以取它自己的穴位。这就是明代医家张介宾总结的："心脏无病，则治脏无腧；少阴经有病，则治经有腧。"

我们现在是不是可以解开前面的困惑了。为什么心包络和心患病其治疗会一致呢？是因为心不容侵犯，战场总是在心包络那里。为什么它们经络的穴位会重合呢？因为刺激穴位也是治疗的一个途径，如果要把治疗心脏疾患的穴位排列在心经上，排上去的无疑就是心包络的穴位。我们原来怀疑心包络和心怎么会像双胞胎一样，其实只不过是因为心始终都不出面，心包络执行着心的指令，一人分饰两个角色，把所有的事情都做了。

要这么说起来，心包络如此活跃在台前，倒是不算神秘了，真正神秘的倒是心了。

三、妙用心包经来救心

心包默默地承担着护心抗邪的任务，日常保健中，按摩心包经的一些穴位对心脏很有好处，有的还能救命呢！

心包经沿着胳膊的中线循行，也就是手掌这一面，中指对着的那条线。这里介绍劳宫穴、内关穴、间使穴和郄门穴。劳宫穴在手掌正中心，内关在手腕横纹上 2 寸，间使在手腕横纹上 3 寸，郄门在手腕横纹上 5 寸，也可以取手腕横纹和肘横纹中间再向手腕往回找 1 寸。这里的寸都是指同身寸，自己的拇指关节宽度作为 1 寸。另外，4 指合并，手掌宽度作为 3 寸。

当你干活儿、爬山、爬楼梯，体力不支直喘气，心咚咚直跳的时候，你可以揉劳宫穴 1 分钟，这样能够缓解疲劳。就像劳累了有个宫殿让你休息一样。

如果有家人患有冠心病，觉得胸闷不舒服的时候，可以揉内关穴来通气血，气血通畅了之后就舒服了。如果心绞痛急性发作，按郄门穴可以缓解疼痛。按郄门穴的时候，左边效果会更好些，因为这个穴位比较深，可以一边掐这个穴位一边顺时针转动手腕，这样更能刺激穴位，起

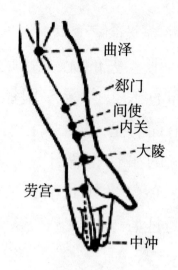

图1－8　手厥阴心包经腧穴图

到治疗作用。

　　心脏还和神志有关，人上了年纪变得健忘、糊涂，还有中风让人神志不清，中医认为是痰浊和瘀血堵了心窍，可以用牛黄清心丸等药物来活血化瘀、化痰、通心窍。其实心包经的间使穴也有类似作用，老年人要预防脑血管病的话，可以经常按揉间使穴。

第二章　威武勇猛的将军——肝

第一节　春季给肝放个假——肝通于春气

春天是树木萌发、生长的季节。中医认为，肝和自然界的树木很相似，主生长，喜欢舒展、调畅。《素问·六节脏象论》中说肝"通于春气"。《素问·脏气法时论》也说"肝主春"。所以，春季养肝显得尤为重要。

那么，春季应该注意哪些方面，从而达到养肝护肝的目的呢？

一、春季情绪的调养

由于春天的特殊状态，容易引起人的情绪不安。我们要注意调节情绪，做好预防保健措施。春季养肝要注意保持心情舒畅。因为肝喜调畅而恶抑郁，生气动怒会使肝气郁滞，时间长了就会患肝病。所以春季保养肝首先要学会制怒，就是控制自己的情绪。不生闷气，努力做到心平气和，心情舒畅，乐观开朗。

二、春季饮酒

对于那些喜爱喝酒的人来说，适量饮酒有助于疏通经脉，促进血液循环，但是过量就会伤害身体。春季饮酒要注意量的限制，因为初春时节乍暖还寒，寒气仍然较盛，肝阳难以升发，少量饮酒，可使肝中阳气升发。如果饮酒过量，就使肝气升发过旺，易伤肝气而影响健康。

三、春季饮水

春季要多喝水。因为喝水能增加血液循环，有利于养肝和促进人体代谢废物的排出。另外，喝水还能降低代谢产物和毒物对肝脏的损害，补水有利于腺体尤其是胆汁的分泌，促进消化。

四、春季怎样调理肝与脾

早春时节，气温仍较寒冷，人体为了御寒要消耗一定的能量。春天又是气候由寒转暖的季节，气温变化较大，细菌病毒等微生物开始繁殖，容易致病。在这种时候，科学的饮食很重要。

从中医的角度来说，春天要注意对脾胃的调养。因为脾在五行属土，肝在五行属木，木能克土。春季为肝气旺之时，肝气肝阳升发明显，肝气旺会影响脾，容易对脾胃造成损伤，所以春季容易出现脾胃虚弱的病症。所以对人们来说，春天更要注意饮食调养，以保健康。人们在春天容易出现食欲不佳、胃口不好。这时候多吃些具有补脾作用的甜味食物，能增强脾胃的功能。而过多的吃酸味食物，则会使肝气偏于亢盛。所以春季饮食调养，宜选辛、甘温之品，而忌酸涩。饮食宜清淡可口，忌油腻、生冷以及刺激性食物。

比如性味甘平的大枣，尤其适合春天食用。在民间，大枣一直被认为是补气佳品，《本草纲目》中就说大枣"气味甘平"，能够"养脾气，平胃气"、"补少气、少津液"、"久服轻身延年"。因此，在春天不妨多吃点大枣，或者是大枣制作的食品如大枣粥、枣糕等。对于平时身体虚弱、胃口不佳的人，多吃些大米配上大枣做的枣米饭，既爽口润甜，又有健脾益气的功效，一举多得。

五、春季饮食与食补

大家都知道，中医重视养生，而食补又是中医养生的一个重要组成部分。春季养生也离不开食补，但必须根据春天人体阳气逐渐生发的特点，选择平补、清补的饮食，以免适得其反。

山药是春季养生佳品。山药既可以食用，也可以药用，具有健脾补肺、强身健体的作用。在春天食用最适宜不过，尤其适合体弱多病的中老年人。在民间也一直有山药粥食疗妙方。

在春天，人们还可以吃一些能补充津液的食物。这是因为春天风为主令，风性轻扬开泄，会使人皮肤腠理疏松，津液外泄，造成口干舌燥、皮肤粗糙、咽痛干咳等病症。因此，在饮食上多吃些能补充人体津液的食物，如梨、蜂蜜、山楂等就非常有益了。但是也要注意不可过量，因为不少具有生津液功效的食物都是酸性的，吃多了容易使肝气过亢。

此外，在春天人们还要忌生冷、黏腻、肥甘厚腻的食物。这是因为，春天肝气多亢，容易影响脾胃的消化吸收功能。这些食物本来就不容易消化，在脾胃功能相对虚弱的春天更容易停聚在体内生湿生痰，进一步加重对脾胃的损害。

六、春季防病

民间有这样的说法，春季"百草回芽，百病发作"。春天由于温暖多风，适宜于细菌、病毒等微生物的繁殖和传播，因此，春季传染病比较多。对体质虚弱的老人和儿童来说，更要引起重视。

经过寒冷的冬季，春天气候转暖，万物生机勃勃。这时候走出家门，多到户外活动，经常锻炼身体，可以促进气体交换和血液循环，使肝有足够的氧和营养物质的供应。

春回大地，万物勃发，空气清新，这时候最有利于人体采纳真气，充养脏腑。在春季重视锻炼的人，其抗病能力增强，一年里很少患呼吸道疾病和其他传染病。

适宜春季进行的体育运动如散步、慢跑、太极拳、太极剑等。这些活动有助于人们舒展筋骨，使身体最大程度地汲取自然界的精华。《素问·四气调神大论》说："春三月，此谓发陈，天地俱生，万物以荣，夜卧早起，广步于庭……此春气之应，养生之道也。"这里说的广步于庭，指的就是在庭院里散步。散步可以增强心肺功能，使人气血流通，精神振奋，适应春天阳气的生发，提高工作和学习的效率。

锻炼应以强身健体为主要目的，因此要避免高强度的运动。在春季尤其如此，春季人体阳气开始生发，过度运动会对养阳产生不利的影响。春季运动，以不出汗或少出汗为宜。运动量过大，大汗淋漓，津液耗损过多，会损伤人体阳气。而且出汗过多，汗孔大开，容易感受风寒而感冒。对于情绪急躁、容易上火的人，春季运动，更是要以轻柔、舒缓的运动为主。

春天万物生长，肝气升发，是属于肝的季节，在春天保养好自己的肝，为健康快乐的一年开个好头吧！

第二节　时令与肝病——肝主春

生命对我们来说，至今仍然是个谜，人类为了解开这个迷，正在不懈地努力。世界各地的研究者发现的许多有趣的生命现象值得我们去思考。生活在美国大西洋西岸海滩上的招潮蟹，身体的颜色在一天中是不断变化的，白天变深，晚上变浅，到了黎明又变深。把它们放到远离大海的暗室里，身体颜色仍然按照同样的规律变化。猫头鹰的体温在夜里十二点最高，候鸟在每年相同的时间里南来北往，狐狸只在每年的一月份交配，等等。这些有趣的现象使我们认识到，生命活动不仅和空间有联系，和时间也具有密切的关联。

由此，我们不禁要问，疾病的发生是不是也有一定时间上的规律可循呢？一年四季有春夏秋冬之分，四季又称为四时。人生活在自然环境之中，四时的变化对人体有重要影响，疾病也是在四时中发生和痊愈的，所以说仔细研究外界的变化，对于了解疾病的发生、发展、变化有帮助，因为疾病的发生是有一定规律可循的。《黄帝内经》把这种规律总结为四个方面：以甲子也就是以六十年为一个周期的变化规律；以一年为一个周期的变化规律；以一个月为一个周期的变化规律；以一天为一个周期的变化规律。

一、精神疾病好发于春季

中医认为，五脏病中的肝病，或者说是"病在肝"，在四季变化中具有这样的规律：在四季中，肝胆病多"起于春"。中医认为，春季属木，在五脏对应的是肝，春季多风，肝风内动，扰动心神，出现精神失常。《素问·金匮真言论》中是这样说的："东风生于春，病在肝"。春季是精神疾病，尤其是躁狂症和抑郁症的高发期。超过一半的精神病患者，初次发病都在春天，而有精神病史的患者春季的复发率也比较高。"油菜黄，痴子忙"，对各类精神疾病患者及家属来说，春天是一个尴尬的季节，因为在万物复苏时，各种精神症状也在"复苏"。

二、肝病好发于春季

在这里，我们说的肝病并不单纯是指西医的肝炎等肝脏疾病。中医肝病还包括其他范畴，如肝疏泄失常引起的精神疾病，肝阳上亢引起的头晕头痛，肝火上炎引起的头晕胀痛、口苦口干、急躁易怒、耳鸣、失眠、便秘等。

为什么说肝病多发于春季呢？

一方面是由于春季在五行属木，主生发。一些原本就有肝病的人容易受到春季气候的影响，旧病易复发或使原有的症状加重。另一方面在刚刚过去的冬季里，人们偏爱大鱼大肉的高脂食物，饮酒应酬增多，运动又相对不足。

此外，春节期间频繁的娱乐活动和节后突如其来的大量工作，过度的劳累使肝脏处在超负荷的运转状态，经过一个冬季的积累后，肝脏不得不向身体提出"抗议"，如果此时仍不加注意，没有及时就诊，病情也会加重。

针对慢性肝炎患者一般在春季常常有病情加重的情况，我们建议，肝炎患者春季除了保证良好的休息和充足的睡眠外，还要戒烟戒酒，同时少吃油腻的食物，多吃蔬菜水果。

三、肝病在一年四季中的变化

中医认为，凡是肝病，一般在夏季当愈；如果夏季不愈，到了秋季病情就会加重；但是如果秋季不加重，到了冬季病情就能维持在稳定状态，等到来年的春季，疾病就会好转。

因为肝主生发、条达，在五行中属木。树木在春夏时生长繁茂，秋冬时萧瑟凋零。同样，肝病多在春夏时病情缓解，秋冬时病情加重，因而肝炎患者在秋冬季节一定要注意调养身体。

《素问·脏气法时论》中是这样说的："病在肝，愈于夏，夏不愈，甚于秋，秋不死，持于冬，起于春，禁当风。"为什么肝病最忌讳受风呢？因为在五脏中，风气通于肝，所以肝病最禁忌受风。

四、肝病在一个月中的变化

在古时候，人们习惯用干支纪年、纪日。凡是肝有病的人，其发病的一般规律是：愈于丙丁日，如果丙丁日不愈的话，到庚辛日就会加重；如果庚辛日不死，到壬癸日病情就会维持稳定不变的状态，到了甲乙日就会好转。《素问·脏气法时论》中是这样说的："肝病者，愈在丙丁，丙丁不愈，加于庚辛，庚辛不死，持于壬癸，起于甲乙。"

五、肝病在一天中的变化

那么在一天中，肝病会是不是也有变化呢？像把一年分为春夏秋冬四季一样，《素问·顺气一日分为四时》把一天也分为四时，"朝则为春"，在这里"朝"就是寅、卯时（早晨3～7点），是和春季相对应的，所以病情多在清晨出现明显变化的，多半和肝胆有关。凡是有肝病的人，在早晨的时候，会精神清爽；但是到了傍晚的时候，病就会加重；到了半夜时，又会安静下来。"肝病者，平旦慧，下晡甚，夜半静"是《素问·脏气法时论》中对于肝病在一日中变化的总结。

六、肝病的各种症状

表2-1　肝病的临床表现

肝气实	两胁下痛引少腹，令人善怒	两胁下疼痛，并牵引到小腹；情绪不稳，容易发怒
肝气虚	目无所见，耳无所闻，善恐如人将捕之	两眼昏花，看不清楚东西，两个耳朵也听不见声音，总是感到恐惧，好像有人要来逮捕自己一样
肝气逆	头痛耳聋不聪，颊肿	头痛、耳聋、面颊肿胀

《素问·脏气法时论》中黄帝在和岐伯讨论医学问题时，除了讨论了肝病的变化规律，还讨论了肝病的具体临床表现。

七、肝病的治疗

对于肝病的治疗，可以取足厥阴肝经和足少阳胆经的穴位。中医认为由于精神因素的影响，导致肝的疏泄功能失常，气机运行不畅，血脉瘀阻，不通则痛；再加上肝气郁结，肝阳上扰，多种原因就会引起头痛。准确判断病因，取率骨（耳尖直上，入发际 1.5 寸）、头临泣（目正视，瞳孔直上入前发际 0.5 寸）、足临泣（第 4 跖趾关节后方，足小趾伸肌腱外侧）、太冲（足背，第 1、2 跖骨结合部之前凹陷中）等足厥阴肝经和足少阳胆经的穴位，再配以局部取穴，往往会收到很好的疗效。

另外，因为肝在五脏中属木的特性，喜条达而恶抑郁，所以肝病用辛味以散之，以辛味补之，以酸味泻之。这就是《素问·脏气法时论》中说的"肝欲散，急食辛以散之，用辛补之，酸泻之"。

如果把疾病比作敌人，面对敌人，知己知彼才能百战百胜。疾病不可怕，科学认识疾病，了解疾病的发展规律，科学治疗，最终的胜利是属于我们的。

第三节　树木生长在春天
——春三月，此谓发陈

我们知道，中医的五行包括木、火、土、金、水。五脏和五行相对应，肝在五行属木。古人说过："木曰曲直"。"曲直"指树木的生长都是枝干曲直、向上向外舒展的。中医认为肝具有生长、生发、调达、舒畅的特性，和树木非常相似。肝气主升，主疏泄，喜条达舒畅，所以在五行中归属于木。在一年四季中，春季是生机最旺盛的季节，万物发芽生长，所以春季为肝所主，是属于肝的季节。

一、春季保健

从气候变化特点来看，春季多风，所以春天容易感受风邪。因此，春季我们要注意避免受风，尤其在洗澡、饮酒、出汗后和睡觉时。经历了严寒的冬天后，春季气温上升，细菌和病毒也开始大量繁殖，加上春天人们的户外活动增加，使得在这个季节多发病开始流行。《黄帝内经》称这些导致疾病发生的因素为"虚邪贼风"。《素问·上古天真论》中说："虚邪贼风，避之有时"，就是说我们在春季要注意避开这些邪气。比如，避免到人多拥挤的场所去，注意饮食卫生，保持室内空气流通，家庭也可以用熏蒸食用醋来消毒。春季室外空气新鲜，要经常开窗透气通风，天晴时还可以多晒被褥，既能借助紫外线杀菌消毒，还能保持被褥的干燥，有益于身体健康。

二、春季防寒

虽然"一场春雨一场暖"，但仍要注意防寒，我们常说的"春要捂"是有一定道理的。冬季刚过，人们的身体对冷暖多变的早春天气还不是很适应，应该多穿点衣服"捂一捂"，以免气温突然下降，受凉生病。大家也许不知道，金庸小说中全真七子之一的丘处机其实也是道教有名的养生家，他曾写过一本叫做《摄生消息论》的书，里面提到，春季"天气寒暄不一，不可顿去棉衣"，老人应该"时备夹衣，遇暖易之，一重渐减一重，不可暴去"。这是因为中医理论认为，春季与自然界的风相互联系，春季风邪偏盛，风邪又为"百病之长"，容易夹杂各种致病因素，这也是为什么许多疾病多发在春季的原因，所以春季也是我们预防疾病发生的重要季节。

三、春季运动

春季是一年四季中的第一个季节，包括阴历的正月到三月。是天地万物生命萌发的季节，处处显示出勃勃生机，万物都欣欣向荣。当然，我们人类也包括在自然万物中，我们在春季应该早睡早起，放松形体，舒缓轻松地活动，敞开胸怀与春季万物的生长特性相适应。其实，关于春季应该怎样运动、怎样保持愉快的心情在《黄帝内经》早有论述。《素问·四气调神大论》中就说"春三月，此谓发陈，天地俱生，万物以荣，夜卧早起，广步于庭，被发缓形，以使志生，生而勿杀，予而勿夺，赏而勿罚，此春气之应，养生之道也"。这一切，都体现了《黄帝内经》"天人相应"的思想，认为人生活在自然界之中，要顺应自然界的种种规律才能保证身心健康。

春日阳生，万物复苏，选择在天气好的春日出门春游踏青，吸收天地自然中的阳气，使自己的身体和自然成为一个整体。不论是谁，如果违背了春生之气，就会给五脏中的肝带来伤害，而且还会对夏季的身体健康造成影响。这也就是《素问·四气调神大论》所说的"逆之则伤肝，夏为寒变，奉长者少"。

另外，春季阳气始生，应该注意保护人体的阳气，性生活不宜过于频繁，防止因为贪欢纵欲房事过度而损伤元阳。

四、春季养肝

春季自然界草木发芽，人体肝气生发，容易产生肝阳上亢。所以原来患有肝病的人在春季疾病容易复发。内热体质的人，在春天容易咽喉肿痛，眼干眼红。高血压患者春季容易血压升高，情绪急躁，睡眠不安，所以在春季也要预防心脑血管意外。另外，春季也是精神疾病好发的季节，民间有"菜花黄，痴子忙"的说法。春季为肝所主，肝主疏泄，喜条达而恶抑郁。所以有精神疾病的人无论是自己还是家人在春季都要多加小心，加强精神的调节和疏导。此外，顺应春生之气，调畅情绪，舒展身心。

春季既为肝所主，所以根据春季的特点，有针对地调摄精神情志、饮食起居。既有益于我们的肝，在季节养生上也能取得事半功倍的效果。中医认为，春季与肝相应，肝主疏泄，在志为怒，与人的精神活动有很大关系。如果情绪经常处于一种抑郁状态，或者经常生气，就会伤肝，发生种种疾病。春天不要把自己关在家里，独自一人，自生郁闷。应该遵循春季宜舒畅不宜抑郁，宜升发不宜阻滞的原则。欣赏节奏明快的音乐，观看相声小品开怀一笑，踏青赏花、远足登山都能使自己精神愉快，体内气血流通顺畅。

第四节　酸味——属于肝的味道

据清朝太医院脉案记载，慈禧太后平日一向喜欢吃膏粱厚味、大鱼大肉，除了每日的山珍海味、佳肴美食外，尤其喜欢吃北京烤鸭。吃过北京烤鸭的朋友知道，烤鸭吃来味美，但吃多了难免会感到油腻。可是太后爱吃烤鸭，哪有人敢阻拦，长期食用损伤脾胃，到了中年，慈禧患上了腹泻的毛病。为此，宫中的御医绞尽脑汁，煞费苦心，开出了各种调理脾胃的名贵方药，但是腹泻的毛病一直没能彻底治好。无奈之下，众御医想到了锅巴，就是我们煮米饭的时候锅底所结之物，微微发黄，又香又脆。于是慈禧只好天天吃锅巴，有时吃锅巴片，有时做成菜吃，有时研成粉末吃，食用后腹泻的毛病果然治好了。

为什么简单的锅巴竟有如此神效呢？中医认为，经过焙烤成锅巴的大米具有补脾养胃的功效，最适宜作为病后调理的食品。根据现代研究，锅巴含有多种维生素和矿物质，营养价值很高，而且在咀嚼锅巴时口腔中会分泌出大量唾液，可以促进胃肠蠕动，帮助消化吸收；而且焦黄的锅巴经过了炭化可以吸收肠内的水分和毒素，达到止泻的功效。

看来，再好的东西吃起来都要有一定的节制，否则就会变益为害。在众多食物中，在不同季节里，我们应该怎样安排饮食才是对身体最有利的？在不同的季节里有属于自己的饮食吗？

一、饮食五味

中医认为，人是处在天地之间，生活在自然环境中的。作为自然界的一部分，人与自然息息相关。早在两千年前，古代的医生就认识到食物的性质不同也会对人有不同的影响。《灵枢·五味》里就说过："五味各走其所喜，谷味酸，先走肝；谷味苦，先走心；谷味甘，先走脾；谷味辛，先走肺；谷味咸，先走肾。"在这里的"五味"指的就是食物因为味道不同而具有不同的作用，包括酸、苦、甘、辛、咸五种味道，食物根据各自味道的不同，而针对不同的脏腑产生滋养作用。

当然，食物最初的味是根据人们口尝而得出，随着对食物认识的不断深入，最初的口感发展成了一种抽象的概念，也就是说"五味"不单单代表药物和食物的真实味道，也是药物与食物疗效的概括。

在我们的日常生活中，甘味的食物最多，咸味和酸味的食物次之，辛味食物再次之，苦味的食物最少。

二、酸入肝

一年四季中，春季是生机最旺盛的季节，自然界万物发芽生长，郁郁青青，果实尚未成熟，味道尝起来是酸的。肝所对应的季节正是春季，在五味为酸。在《素问·宣明五气》的"五味所入"中就说到"酸入肝"；

《素问·阴阳应象大论》也说过"酸生肝"。由此我们可以得出，肝是喜欢酸的，酸是属于肝的味道。

我们知道，许多妇女怀孕后，饮食口味会发生变化，想吃一些原本并不爱吃的食物。民间有"酸儿辣女"的说法，虽然没有什么科学依据，但是，很多妇女怀孕后确实没有食欲，恶心呕吐，想吃酸味、辣味等刺激性的食物。中医认为，妊娠期间人体阴血下聚以养胎元，而且胎在腹中，原先的气机升降被打乱，吃酸味的食物可以养肝健脾、生津止呕。

从西医角度来说，酸性食物能刺激分泌胃液，又能提高消化酶的活性，促进肠蠕动，增加食欲，有利于食物的消化和吸收，孕妇吃些酸味食物如酸枣、葡萄、橘子等，可缓解"早孕"症状，对身体是有好处的。

三、过酸也会伤身体

我们都知道水能载舟，亦能覆舟。饮食五味维持着我们脏腑机能的正常运转，是五脏精气的源泉；如果饮食五味太过的话，非但不能够滋养五脏，反而会伤害五脏。《素问·生气通天论》中也说过："阴之所生，本在五味；阴之五宫，伤在五味。"

《素问·生气通天论》中又说："味过于酸，肝气以津，脾气乃绝。"就是说酸味虽然有滋养肝的作用，但是过食酸味，就会导致肝气偏于亢盛，影响脾的功能。《素问·五脏生成》里还说："多食酸，则肉胝䐃而唇揭。"多食酸味，就会使人的肌肉坚硬皱缩而失去弹性，使口唇干裂掀起。

这样的话，有人不禁要问了，一方面"酸入肝"对肝是有益的，另一方面酸味太过又会伤脾，影响脾的功能。那我们应该怎样掌握这其中的度做到对肝最好呢？

日常生活中，人们适量食用酸味食物，可以养肝，能增强肝的功能；但是太过了就不好，过食酸味会使肝气过盛，使本来偏亢的肝气更旺，过旺的肝气就会克伐脾土。脾胃是后天之本，是人体的气血生化之源。脾胃健壮，是保持健康长寿的重要条件之一。肝的功能偏亢，就会伤害脾胃之气，影响消化吸收。

总结以上的种种说法，我们可以得出这样的结论，春天在饮食上的重要原则就是少吃点酸味的食物，以防肝气过于偏盛而损害脾胃。同时，甜味食物入脾，能补益脾气，春天不妨多吃一点。

第五节　望色知病——肝主青色

对于医术高明的中医人们会说他"切脉如神"，不用患者开口，医生一搭脉就能知患者疾苦。其实，高明的医生判断病情并不是单单依靠切脉得来的，而是中医"望、闻、问、切"四个步骤综合分析的结果。医生可以通过切脉鉴别不同病情，并且善于把切脉和望诊、闻诊以及问诊有效结合起来，判断患者得的是什么病、病位在哪以及为什么会得这个病。

对于普通人来说，切脉需要专业的学习和大量的临床实践才能掌握。与此相比，望诊学起来就直观和容易掌握些。

一、学会看五色

平日里，我们形容身体健康的人都是气色好，面色红润，就像广告里说的——细腻红润有光泽。看来正常健康的面色，普通人凭借常识都能判断。但是，当生病时出现不同的面色分别代表什么意思，恐怕就不是那么容易判定了。想要了解这些，首先要了解中医的"五脏"和"五色"。"五脏"不言而喻，指人体的心、肝、脾、肺、肾。

表2-2　中医的五脏与五色

五色	青	赤	黄	白	黑
五脏	肝	心	脾	肺	肾

其实，在日常生活中，色彩能直接影响人的精神和情绪，不同的颜色会使人产生不同的感觉。

黑色，使人感到肃穆、烦闷、丧气。

红色，使人想到太阳，想到火，它能兴奋神经，给人以鼓舞，使人兴奋，还能渲染热烈的气氛。所以在迎亲、嫁娶和节日中，常用红色；但过久凝视大红色会影响视力，还会产生一种恐怖感。

蓝色，使人想到蔚蓝的天空和大海，令人心胸开阔，消除烦恼。

黄色，明亮、柔和，易使人充满喜悦。

绿色，使人想到青山绿水，象征着春天、生命、青春。因此，它是人们最喜欢的颜色。此外，绿色能降低人的眼压、缩小视网膜上的盲点、促进正常的血液循环、很快消除眼的疲劳，所以绿色使人安定、镇静。

而体内"五脏"是否健康，也能从不同的脸色反映出来。因此，医生可以通过观察患者外在气色来判断内在疾病。

《素问·皮部论》中就说："其色多青则痛，多黑则痹，黄赤则热，多白则寒，五色皆见，则寒热也。"

表2-3　五色主病表

青色	疼痛、寒证、惊风、瘀血
红色	热证
黄色	虚证、湿证
白色	虚证、寒证
黑色	寒证、疼痛、肾虚、瘀血、水饮

二、肝在五色为青

遇到生气的事情，影响情绪，脸色不好看，我们会说是"气得脸发青"。在寒冷的冬季受寒受冻，我们会说"冻得嘴唇发青"。无论是胃痛还是头痛，疾病的疼痛都会使人脸色发青发紫。青色和人体疾病究竟有怎样的关系呢？

春季是一年四季中生机最旺盛的季节，自然界万物发芽生长，尚未成熟，郁郁青青，肝在五色中主青。

同样是青色，什么是健康的青色，什么是病态的青色呢？《素问·脉要精微论》中说："青欲如苍璧之泽，不欲如蓝。"正常健康的青色应该是如同苍翠的玉石一样青而明润，不健康的青色如同靛蓝色的染料一样是青而滞暗的。生气时，肝的气血逆乱，疏泄失常，不能维持面部的正常颜色，所以面色发青。

对于健康的青色和患病的青色，《素问·五脏生成》里又有这样的描写："见青如草兹者死"，"青如翠羽者生"。把脸色极为不好表现出来的青色比喻成"草兹"，就是死草的颜色，是青而枯暗的。健康的青色如同翠鸟的羽毛，颜色青而明润。

肝主春季，青色属肝，所以在春季人们的面色稍现青色，是属于正常的。人凡是有了疾病，他的面色或者说是气色，或多或少都会产生变化。面部颜色的变化，代表了不同的疾病。高明的医生可以通过看面色来判断疾病的轻重和五脏是否强健。大病初愈的人，脸色不正常，属于正常现象，随着身体状况的恢复，脸色也会慢慢变好。

出现异常的青色，应该怎样调理呢？《素问·脏气法时论》中黄帝和岐伯讨论医学的时候，说道："肝色青，宜食甘，粳米、牛肉、枣、葵皆甘"。也就是说应该吃点甘味的食物，如粳米、牛肉、大枣和葵菜。

三、望诊并不神秘

中医的望诊，通过观察患者的面部色泽来诊察疾病，是中医"望、闻、问、切"四诊中不可缺少的一方面。中医观察患者面部气色，以颜色明润含蓄为佳，以颜色晦暗暴露为异常。从病色出现的位置可以对应得出病的部位。观察面部气色的动态变化，还可以推测病情的进退和发展。例如色泽浮于表面病浅，相反病深；色散漫的病程短，是新病，色聚在一起的病程长，是久病。只要熟练掌握基本知识，用心观察，中医看病并不神秘。

第六节　智勇双全的将军——肝主疏泄

我们知道，敌军来袭，将军应战，带队出征，排兵布阵，血战沙场，全胜而归，靠的不仅是一身的勇气和力量，更重要的是智慧与谋略。如果这位将军只知一味猛打猛杀，不知进退维谷，只怕难免会陷入敌人设下的圈套；反过来，如果这位将军是个满腹理论只知纸上谈兵的将军，只怕兵戎相见时会被敌军打得无处躲藏。正所谓是"运筹于帷幄之中，决胜于千里之外"。看来智慧与勇气缺一不可。

中医认为，人体是一个时刻都在发生变化的整体，人体内的气也是时刻都在进行着"升、降、出、入"的运动。《黄帝内经》把肝比喻成人体的"将军之官"，具有"肝主疏泄"这一重要功能。"肝主疏泄"就是说肝能使人体内的气处于一种柔和、畅达的平衡状态，即不郁滞也不亢盛。《素问·灵兰秘典论》中说："肝者，将军之官，谋虑出焉。"

一、肝主疏泄与气的运动

在正常情况下，人体内气的运动是有一定规律的。人体各脏腑、器官的活动有赖气机的升降出入，就像《素问·阴阳应象大论》里说的："清阳出上窍，浊阴出下窍。"因为，只有这样才能使人体气机调畅。肝的疏泄功能正常，气机升降出入自如，人体气的运动也就调畅了。气血运行顺畅了，各个脏腑器官的功能活动也就正常协调了。气行异常，就会导致脏腑气机逆乱。

中医认为肝在五行属木，喜条达，恶抑郁，主疏泄，具有条顺、畅达、疏通的特性。我们都有这样的体会，遇到生气的事情，脾气上来了，会感到头疼头晕，眼睛发胀，更严重的还会有人气得晕了过去。其实，这就是肝气运动过于向上造成的。气得吐血也不完全是影视作品中夸张的情节，《素问·生气通天论》里说："大怒则形气绝，而血菀于上，使人薄厥"，就是说大怒使人的血随着气一起上逆导致昏厥。《三国演义》里，诸葛亮三气周瑜的故事就能很好地说明这一点。在赤壁大战后的第二年，周瑜去夺取荆州，结果被诸葛亮捷足先登抢先夺去，这是一气。后来周瑜本想借把孙权的妹妹嫁给刘备的机会，把刘备扣下，逼迫诸葛亮交出荆州，不料诸葛亮用计使周瑜"赔了夫人又折兵"，这是二气。周瑜向刘备讨还荆州不利，于是率兵攻打，结果仍旧未能获胜，气得大吐鲜血。临死前，他说："既生瑜，何生亮！"便被活活地气死了。

二、肝之疏泄太过与情绪

在日常生活中，脾气性格随和的人，人们都愿意和他打交道；脾气暴躁、爱发火的人，相信没人愿意和他交朋友。俗话所说的"心平气和"就是依靠肝气的条达，使情志得到舒展、爽朗，肝气处于一种既不抑郁也不亢奋的状态。

中医认为，七情即"喜、怒、忧、思、悲、恐、惊"，为人之常情。调畅顺达的情志是健康身体的保障。肝脏维持正常的疏泄功能，不但可以使气机舒畅，气血和调，经络通畅，人的精神活动正常；还可调控七情的变化。如果七情变化过于激烈，过急、过久，超越了肝的调节限度时，就会使机体内在的平衡状态失调，出现肝失疏泄、气机逆乱，并造成一系列心身疾病。就像《素问·举痛论》中所说："怒则气逆，甚则呕血及飧泄。"大怒会使肝气上逆，打乱体内气机的平衡，血随气逆会引起吐血，清气不升会引起腹泻。

在社会飞速发展的今天，人们的学习、工作、生活节奏越来越快，压力也越来越大。人在过重压力下容易产生紧张、急躁、抑郁的情绪，所以在这种情况下通过情绪的自我调节来养肝也就成为现代人养生保健的一个重要方面。进行慢跑、散步、打太极或听音乐、下棋等休闲活动来转移注意力，可以祛除不良情绪的影响。按照中医五行相生相克规律来看，悲可制怒、怒可制思、思可制恐、恐可制喜、喜可制悲。所以可以借助情绪的相互克制关系来调节情绪平衡，保持心理状态稳定，达到养肝护肝的目的。看来"化干戈为玉帛，化戾气为祥和"，不但适用于为人处世，在我们养生保健方面也不失为一条重要准则。

三、肝之疏泄不及与情绪

上面我们谈的是肝气疏泄太过会出现的情况，那么肝气如果疏泄不足，是否也会生病呢？在我们生活的周围，一些人遇到了不顺心的事情，整日郁郁不欢，寡言少语，长吁短叹；或者是一些本来脾气性格就比较内向的人，平时不爱说话，少与人打交道，有什么事情都闷在心里不说，这样的人一般都敏感多疑，爱生闷气。如果注意观察，患有乳腺增生的年轻女性，一般都是性格内向的，或者说是经常在工作生活中遇到烦心事的女性。她们共同的表现就是爱生气，情绪波动很大，本来开心着，结果会因为某个人的眼神、一句话而变得不开心。他们的情绪也很敏感，其实这些表现并不是本人的意愿，但就是控制不了。这种情况就是中医所说的肝气不疏。肝气疏泄不足，气在人体内郁积，肝经所过的部位，像胸部、乳房、胁肋等就会出现胀闷疼痛。这种气郁的情况，我们可不要小看，如得不到缓解，时间久了就会患上抑郁症。

四、肝主疏泄与脾胃消化功能

情绪变化还会影响人体的消化功能。遇到生气的事情，常常会影响人们的食欲，说起来就是气都气饱了。人们在心情舒畅的时候食欲旺盛，吃东西也香。反过来，心情抑郁，就会感到没有食欲，不想吃东西，消化不良，嗳气泛酸，这在中医称为"肝气犯胃"。人体内的气可以分为清气和浊气，顾名思义，清气是轻灵向上的，而浊气是重浊向下的。肝气疏泄正常了，清气和浊气各自按照自己的道路行进，食物中的营养物质能够运输到全身各处，食物残渣才能由大肠排出体外。

另外还有这样一部分人，一着急生气就感到肚子疼，要往厕所跑。这是怎么一回事呢？用中医的话说，这种情况叫做"肝脾不和"，或者说是"肝木克伐脾土"。中医认为肝属木，脾属土，在五行中木又克土。因此，一生气，肝气上升太过，就克伐了脾土，影响了脾的运化功能。气机的调畅失调，就会出现腹痛、腹泻等症状。

五、肝主疏泄与生殖机能

人体的生殖机能虽然由肾来管理，但是也和肝有关。为什么这样说呢？女性在来月经前如果出现较大的情绪变化，肝气不能正常疏泄，肝气郁结，气滞就会引起血瘀，影响月经的正常来潮，出现经期提前或推后。气郁又会进一步形成则血瘀，气血瘀滞不通则可出现疼痛，女性可能会出现痛经。男性生殖功能正常与否，也与情绪有关，排除器质性病变，阳痿和早泄的出现和情绪也有很大关系。

由此可见，肝主疏泄功能和人体多方面的健康都是息息相关的。肝气条达，气机顺畅，情绪平稳，消化良好，一切器官运行正常。肝失条达，气机紊乱，情绪波动，消化也出问题了，疾病也就找上门来了。所以说就像好的将军要智慧与勇气并存一样，作为将军之官的肝，疏泄调畅也要把握度，才能抵抗疾病，保持健康。

第七节　人体的血库——肝藏血

我们都知道，在医院里无论是手术室用血还是急诊科用血都要经由血库统一调度分配，当各个科室用血都不多时，血液就集中储存在血库里，突然急诊科来了一个重病号或者手术室患者需要大量输血，这时候血库就会把储存的血液大量送到需要的地方。

其实，肝在人体内也担任着血库一样的角色。肝像人体的血库一样贮藏血液，在不需要时将血液储存起来，有哪一部分要用时，再重点送往那里。《灵枢·本神》说："肝藏血"，《素问·五脏生成》中说："人卧则血归于肝"。

像是火力发电一样，我们吃的食物好比煤炭，脾胃和肝就好比发电站把热能转换成电能一样，把食物转化为精微物质和血液。同时肝脏又好比变电站，把血液送往身体各处，就像接通了电源一样，我们身体的各个器官、手脚和筋脉都能自如活动起来了。这就是《素问·经脉别论》里说的："食气入胃，散精于肝，淫气于筋。"《素问·五脏生成》里说："故人卧血归于肝，肝受血而能视，足受血而能步，掌受血而能握，指受血而能摄。"

就像运动员吃的营养餐一样，既要满足大运动量的能量需求，又要使热量不至于过高造成发胖。肝内贮藏的血液，除了营养作用，还可以起到制约作用。制约什么呢？前面我们提到过"肝主疏泄"，肝气肝阳有向上、向外升发的特点，但是升发太过了又会生病。所以血液储藏在肝里，既可以濡养自身，又可以制约肝的阳气，防止肝的阳气升发太过，而维持肝的阴阳平衡，气血和调。

肝除了藏有一定的血液外，还能根据身体需要调节血量。还是把肝比作发电站，酷暑高温时用电量急剧上升，电厂就要增加发电量；凉爽的季节，寂静的深夜，用电需求自然就下降了。同样，当机体剧烈活动或情绪激动时，人体各部分的血液需要量也就相应地增加，于是肝脏所贮藏的血液向机体的外周输布，以供机体活动的需要。当人们在安静休息及情绪稳定时或睡眠状态时，全身各部分活动量减少，机体外周的血液需要量也相应减少，部分血液便归藏于肝。所谓"人动则血运于诸经，人静则血归于肝脏"。

肝藏血还能使血液收摄于经脉之中，不致溢出脉外而出血。

一、肝血不足

肝贮藏的血液不足，那么和肝有密切联系的组织器官就不能得到很好的濡养。肝血虚会出现什么症状呢？

肝血不足会引起头晕耳鸣，眼睛干涩，视物不清，视力下降或夜盲，面色淡白无华或萎黄，手足麻木震颤，筋脉拘急，肌肉颤动，指甲缺少光泽，月经量少，色淡或经闭等。

肝开窍于目，肝血充足了，看东西才能清晰明白。也许大家都有这样的经验，有一种病白天看东西一切正常，一到黄昏或者是光线暗的地方就看不清楚了，我们俗称之为"雀盲"、"鸡朦眼"，医学上叫做"夜盲症"。排除先天性夜盲不谈，大多数夜盲都是暂时性的。中医认为肝开窍于目，肝血不足，不能营养眼睛，就会出现看东西不清楚，多吃猪肝、鱼肝油就会好转。

二、养肝从形成规律的作息开始

人在剧烈活动或情绪激动时面部会发红等，说明肝正把贮藏的血液向外输布，以适应我们的需要。当人体处于安静休息的状态时，多余的血液就回归肝脏贮藏起来。所以中医养生中有很重要的一点就是"起居有时"。夜间血液流经肝，这时候应该让身体得到充分的休息，否则肝脏就不能很好地得到修复，体力得不到恢复，会影响第二天的工作和学习。所以说保证足够的睡眠，肝脏才能得到完全的修复。睡眠质量不佳，也会造成肝火上炎，因此晚上也不宜从事过于损耗脑力的工作，否则容易影响睡眠质量。

三、注意力的集中和肝藏血有关

为什么贫血患者会出现行为失常如烦躁、容易激动、注意力不集中？这与肝藏血也有关吗？让我们从《黄帝内经》中来找答案，《灵枢·本神》中提到："肝藏血，血舍魂，肝气虚则恐，实则怒"。

人的精神活动以血液为物质基础，肝藏血充足了，注意力才会集中，思维敏捷。肝藏血，保证身体的血库有充足的储备，是保证脏腑间协调合作、维持正常生理活动的根本条件。

第八节　我的情绪我作主——肝在志为怒

大家都知道吴三桂"冲冠一怒为红颜"的故事，当吴三桂领兵赴京朝见新主（李自成），走至永平沙河驿时，遇到从京城逃出的家人，吴三桂问："我家里人好吗？"家人说："被闯王抄了。"吴三桂说："没关系，我到后就会归还。"又问："我父亲好吗？"答："被拘捕了。"吴三桂说："我到后就会释放。"又问："陈夫人（也就是陈圆圆）还好吗?"答:"被闯王带走了。"此时，血气方刚的吴三桂勃然大怒，厉声叫到:"大丈夫不能保一女子，何面目见人耶?"随后他掉头打回山海关，以明朝大臣的身份，向昔日的宿敌清军递去了请兵书，希望多尔衮"合兵以抵都门，灭流寇于宫廷，示大义于中国"。这就是"冲冠一怒为红颜"的故事，也就是说吴三桂为了一个陈圆圆，将江山出卖给了满清政府。

人是感情动物，七情六欲人人皆有。七情中的喜、怒、思、悲、恐这五种感情分别与五脏中的心、肝、脾、肺、肾相对应，称为五志。《素问·阴阳应象大论》中说，肝"在志为怒"。那么，发怒这种人人皆有的感情与疾病有着怎样密切的关系呢?

一、怒火冲天，易伤肝

怒是人们在情绪激动时的一种情绪变化，对于我们的健康来说，属于一种不良的刺激。但是在现实生活中，人们又难免会遇到生气的事情，我们应该对"怒"这种情绪变化有正确的认识。《素问·阴阳应象大论》告诉我们，生活中学会控制自己的情绪，不要暴喜暴怒。为什么呢?因为喜与怒的情绪都是由内而发的，暴喜暴怒会使人身体内的气的运动发生混乱，可以导致人体的阳气脱离形体而散失，从而出现昏厥甚至危及生命。

二、肝在志为怒

肝"在志为怒"是因为怒可使气机混乱，气血上逆。升发的阳气为肝所用，所以怒为肝的情绪表现。当人受到不良刺激而发怒的时候，会导致肝的阳气升发太过，血随气一同上逆，甚至出现突然昏倒、不省人事。

在影视作品中相信大家也看过这样的情节，剧中人物因为突然的大怒，气得晕了过去。这在《黄帝内经》中被称为"气厥"。《素问·举痛论》中说："怒则气逆，甚则呕血及飧泄，故气上矣。"也是说发怒会使人体内气的运行发生逆乱，气向上走就出现吐血，向下走就出现腹泻。也就是说"气得吐血"不是影视作品中夸张的剧情，大怒使人的血随着气一起上逆出现昏厥。正如《素问·生气通天论》中所说："阳气者，大怒则形气绝，而血菀于上，使人薄厥。"这都说明了大怒伤肝的道理。

现实生活中是有人一着急上火就感到腹痛，要往厕所跑。这种情况叫做"肝脾不和"或者说是"肝木克伐脾土"，中医认为肝属木，脾属土，而在五行中木又克土。因此，一生气，肝气上升太过，就克伐了脾土，影响了脾的功能而出现腹痛、腹泻。

三、肝生病，易发火

前面我们了解到，大怒伤肝。同样，肝有病了就会易怒、爱发火。这是因为肝的阴血不足，不能滋养肝阳，使得肝阳上升太过，太过向上的肝阳稍稍遇到刺激，就容易发怒。《素问·脏气法时论》说："肝病者……令人善怒。"因此，急躁易怒也是中医诊断肝阳上亢、肝火上炎的主要症状依据。遇到这种情况，治疗上也是以平肝潜阳、清肝泻火为主。

四、看球时，控制情绪，以防伤肝

足球赛可谓是当今最激烈、最紧张及拥有众多球迷的赛事。每逢重大赛事，看台上总是挤满球迷，不遗余力地为自己喜爱的球队呐喊助威。但是，与此同时，火爆的球场内外也难免出现这样那样的纠纷，甚至演变成严重的球迷闹事，酿成悲剧。

现代生活节奏显著增快，许多人心理压力随之增大，很容易使自己感到生活上的沉闷和压抑。到了球场，受到场上热烈气氛的感染，能够痛痛快快地乐、淋漓尽致地悲，是对压力的一种很好宣泄，这对肝气的舒畅都是有好处的。但事物总有两面性，如果缺乏自我调整，任由情绪变化，那么就会产生极端的情绪化心态，难以用理智克制过激心理和行为，往往会酿成惨剧。因此，拥有良好心态，控制好自己的情绪，才能在火爆的球场氛围中保持理智，不会激起强烈的情绪反应，避免引起肝火内扰而导致过激行为。

五、调节情绪，治疗疾病

喜、怒、思、悲、恐是人的正常情绪变化，它们分别由五脏所主，而五脏之间存在相互化生和克制的关系。那么是否可以借助情绪的相互化生和克制来达到调节情绪平衡、治疗疾病的目的呢？《素问·阴阳应象大论》中这样说："怒伤肝，悲胜怒；……喜伤心，恐胜喜；……思伤脾，怒胜思；……忧伤肺，喜胜忧；……恐伤肾，思胜恐。"

大怒伤肝，不妨在想要发火前，做个深呼吸，默数1、2、3。以平静的心来面对一切吧，我的情绪我做主！

第九节　肝带来运动活力——肝其充在筋

2008年北京奥运会虽然已经过去了，但那些运动健儿的身影似乎还在我们眼前。体育是生活中不可缺少的一个主题，运动使人身体健康，运动让人心情舒畅，体育运动给我们的生活注入活力。

运动的活力从哪里来呢？

中医认为筋主司人的运动。我们说运动可以"强筋健骨"，筋正是在运动中得到锻炼。但运动过量、劳累过度，也会伤筋。为了便于理解，我们可以先把筋理解成肌腱和韧带，它在运动时起着重要作用，也容易在运动中损伤。

可是，如果只认为筋在运动时才会受伤，那就错了，因为五脏里面还有一个脏会影响它。它们的关系虽说不是"肝胆相照"，也是息息相关，这个脏正是肝。肝赋予筋以力量和耐力，一旦肝的功能不正常了，就有可能影响到筋的强健，运动活力也就不如以前了。影响肝的因素有很多，比如说生气会伤肝，有可能生气之后就活动不利了。

下面我们来举个例子。

一、腿软抽筋是肝不能养筋

有一个24岁的安徽农民因生气之后腿脚活动不利，来找北京中医药大学刘渡舟教授看病。这个人说他3天之前喝了酒之后和同乡发生口角，就觉得两胁发胀，小腹隐隐作痛，两腿发凉，当天晚上两条腿就软了，没力气，不能行走活动，只能让人搀着来看病。来看病的时候他的腿还是痿软无力，脚下不了地，关节还疼。还有好多其他不舒服的地方：身体困倦，全身发沉，脑袋晕乎乎的不清爽，胃和两胁觉得又闷又胀，耳朵里响，口苦，口渴喜欢喝水，吃饭比以前少。

刘教授又询问了他之前的饮食情况，他说以前喜欢喝酒吃肉，吃的比较油腻。刘教授又问他大小便的情况，他说小便像油脂的样子，又黄又少，不太顺畅。再看面色，脸上给人感觉脏脏的，像蒙着一层烟尘。诊察舌象和脉象，舌红，舌苔白腻，脉象是弦大而缓。总的来说，这个患者患病的表现可以概括为重、浊、腻、闷。

这样一个生气之后腿软的怪病，是怎么来的呢？我们分析一下。

肝平时协调气的运行，勃然大怒的情况下，肝的工作受到影响，气的运行也就不正常了。这个人平常喜欢喝酒吃肉，这些都是易生湿助热的东西。而且湿热特别讨厌，产生出来的湿热在人体里面到处分布，在脏腑的时候影响脏腑的功能，在经脉的时候就很容易阻滞经脉气血的运行，使得经脉气血不通，引起新的病症。当湿热阻滞了营养筋的经络，筋的功能就受到影响，《黄帝内经》里说湿热可以导致筋的拘挛或痿软，就是这个道理。

从这个患者的症状来看，是湿热贮藏在肝胆了。一旦大怒引起肝的功能失常，气的运行不正常，湿热就趁乱到了肝的经脉，并且随着肝的经脉流行分布。湿的性质比较重浊，就喜欢往下走，热被裹在湿里面一起到了下肢而引起病变。

因为肝要通过经络把气血输送到筋，给它营养，就好像工厂通过专线运输物资到前线。可是现在讨厌的湿热来了，把营养下肢部分筋的经络给阻滞了，就像一个庞然大物在公路上影响交通，使得前线的物资供给受到影响。这样一来，下肢的运动功能就算是废了，所以我们看到患者两腿无力，脚不能下地。

既然是这样，要治这个病，就应该把藏在肝胆、堵在肝的经络和筋的湿热祛除，尽快让经脉气血运行通畅。用中医的话来说就叫清泻肝胆湿热，通利气机。

有人要说了，《黄帝内经》里有句话说"治痿独取阳明"，也就是说肢体无力的病症一般都要从脾胃来考虑，为什么这里却要别出心裁认为是肝胆湿热呢？这当然不是心血来潮，想起肝和筋的关系就从肝治了，而是综合患者的症状来考虑的。那些重、浊、腻、闷的表现都是湿的杰作，而口渴喜欢喝水、小便黄而少、舌红则是热的表现。口苦是肝胆气机不利的指征，两胁是肝经、胆经经过的部位，两胁闷满也说明肝胆气机不利。最后脉象也支持病位在肝，弦脉是肝病的特征脉象。

想明白了这些，我们再来看看刘教授是怎么治的。

刘教授就是用清泻肝胆湿热、通利气机的方法治疗的。他用龙胆泻肝汤（龙胆泻肝汤：由龙胆草、黄芩、山栀子、泽泻、木通、车前子、当归、生地黄、柴胡和生甘草组成，可治疗由肝胆实火引起的头痛、目赤、胁痛、口苦、耳聋、耳肿等和由下焦湿热引起的外生殖器瘙痒肿痛、小便涩痛、女性白带黄臭等）清利肝胆湿热，加上专治人体下部湿热的三妙散（三妙散：由苍术、黄柏、牛膝组成，可治疗由湿热下注引起的筋骨疼痛、下肢痿软无力、足膝红肿疼痛或生殖器瘙痒、妇女白带黄臭等）来通利下肢经脉气血，再加几个药，加强理气、化湿、通络作用，兼有止痛作用。

7天之后，这个人再来看病，腿软已经大大减轻，可以站立迈步了，尿量也增多了，小便颜色由混浊转清。这说明药奏效了，刘教授调整方子，加大疏肝的力量。

又过7天，这个人走路已经恢复正常，脸上也再不是脏脏的感觉了，而是光洁润泽，小便也清澈通畅，只剩下口苦不想吃饭这一症状了。《伤寒论》中的小柴胡汤可以治肝胆气机不利的口苦，刘教授就用小柴胡汤加减善后，他的病就慢慢好了。

《黄帝内经》里说，湿热可以导致筋的拘挛或痿软，这个患者的情况是属于痿软，我们俗话说的抽筋就属于拘挛。在《伤寒论》里有一个方子叫芍药甘草汤，专治腿抽筋，而且就只有芍药和甘草两味药。当然这个方子治的不是湿热，而是肝血亏虚导致的筋脉失养。

筋的拘挛或痿软，都是因为到达筋的气血不足了，运动受到影响。无论是有湿热阻滞还是肝血亏虚，只要是给筋供给的气血少了，就可能导致抽筋或者痿软。除了湿热，还有其他可阻滞经络的东西，如瘀血、痰饮等也可能导致筋的拘挛或痿软。另外，全身气血都不足的时候，筋的气血自然也会不足。

二、肝是解决疲劳的关键

前面我们说运动过量、劳累过度会伤筋，如果没有达到伤筋的程度，人也难免会感到疲劳。肝也是解决疲劳的关键。我们平时劳累的时候常说"筋疲力尽"，既然筋由肝来主管，那么解决疲劳当然是要从肝入手了。

人在什么情况下最容易累？精神压力大的时候，气血不足、身体虚弱的时候人最容易感到累。肝的功能正是为人排忧解难，调节情绪，舒畅气的运行，尽可能地让气血分配到有用的地方去，默默地为我们化解疲劳。

如果总是生气或者总是郁闷，肝忙不过来甚至因此受了伤，那么就容易疲劳。如果总是不好好吃饭，导致气血不足，"巧妇难为无米之炊"，甚至肝自己的气血都不够用，也容易疲劳。《黄帝内经》里说"人卧血归于肝"，也就是说晚上睡觉的时候肝就是血的集散地，是血的归宿。如果熬夜，血不能按时到肝那里去报到，人也容易疲劳。所以我们应该尽量做到心情平和，正常饮食，规律作息，这才是消灭疲劳的好方法。

另外，我们还要消除一个误区。有人说累了就休息呗，睡一整天是不是就好了。可是我们经常发现真要睡多了，精神也不好。其实干同一件事持续时间太长了都算劳累，睡一整天也是劳累。劳逸结合，适当运动才是最好的。《黄帝内经》里谈到五种疲劳：久视伤血，久卧伤气，久坐伤肉，久立伤骨，久行伤筋。我们以为工作的时候或出门在外不是走就是站，挺累的，周末都心疼自己，在床上躺着不愿动，或者就是坐沙发上看电视，要不就是坐电脑前面看一天。其实这也是在累眼睛、累你不活动的肢体。得想着休息休息眼睛，起来活动活动才行。

肝同时也是人力量和耐力的根本。肝把力量和耐力赋予筋，筋把力量和耐力体现在运动。所以适当的运动不但可以"强筋健骨"、"舒筋活络"，也可以通过调节肝来舒畅心情。

三、阳痿也可以从肝来治

《黄帝内经》里的"筋"并不只是指肌腱、韧带这些运动系统的组织。如《素问·厥论》说："前阴者，宗筋之所聚。""宗筋"就属于生殖系统，负责传宗接代。通常人们以为阳痿就是肾虚，其实"宗筋"的失常也可以从肝来治。

有一个 32 岁的男子，阳痿数年，屡服补肾壮阳药无效，找北京中医药大学王洪图教授看病。这个人身体强壮，面色污浊，有口苦、阴囊潮湿的症状，小便有白色混浊物，大便时前阴也常有黏液流出。诊察舌象脉象，舌红苔黄，脉沉弦有力。看上去是不是和上面那个患者有相似之处呢？同样有湿浊的特点，也有弦脉。另外，这个发病部位也是肝经分布的部位。再加上此人身强体壮，种种症状都显示他不是虚证，你可以猜到，这个病是肝经有湿热。

猜对了，确实是肝经湿热，王洪图教授用清利湿热的龙胆泻肝汤加减来治疗，开了 7 剂，每日 1 剂，嘱咐他吃药这几天忌房事，也不要吃辛辣油腻的食物。王教授明确告诉他这病是能治好的，结果病果然好了。

用龙胆泻肝汤清利湿热明白了，后面嘱咐的那些内容又是怎么回事呢？房事过度就是"房劳"，既然都"筋疲力尽"了，在养病之时，当然不能劳累，所以服药期间忌房事。这个患者体内有湿热，吃辛辣油腻的食物能助长湿热，当然也要忌。阳痿又是一种易受心理影响的病，所以明确对他说这病能治好，坚定他治愈的信心，从而起到心理治疗的作用。

诸位，如果看到这里，你认为龙胆泻肝汤或者龙胆泻肝丸是"伟哥"的替代品，那可就大错特错了。这个龙胆泻肝汤，王洪图教授还用它加减治疗过一个喜欢触碰自己阴部，看到恋爱电视就不吃饭不睡觉的6岁小女孩。肝经围绕人的外阴，肝的疾病对性功能的影响可以是提高也可以是减低，中医不过是找到症结所在，用药使之恢复正常而已。不光清利肝胆湿热的龙胆泻肝汤如此，补肾药又何尝不是这样。如果没有肾虚，屡服补肾壮阳药，反而会给自己添病。上面那位阳痿的男子有湿热，补肾壮阳药吃了以后，更是火上浇油，助湿生热。即使是能够起到壮阳的效果，"入房太甚"也会给身体埋下隐患。

《黄帝内经》告诉我们"生病起于过用"，因此，凡事都应适当为好。

第十节　爱护眼睛就别伤肝——肝开窍于目

眼睛是人身上最动人之处，它自古就是文人墨客描画的对象。《诗经》有"巧笑倩兮，美目盼兮"的美人。白居易笔下的杨贵妃"回眸一笑百媚生，六宫粉黛无颜色"。

柳永词里情人离别的场景则是"执手相看泪眼，竟无语凝噎"。《孟子·离娄上》说："存乎人者，莫良于眸子。眸子不能掩其恶。胸中正，则眸子瞭焉，胸中不正，则眸子眊焉。"看来，古人早就把眼睛当作心灵的窗口了。不过，《黄帝内经》里眼睛对应的可不是心，而是肝。爱护眼睛，就要注意养肝，而不能伤肝。

一、眼睛和肝关系最密切

眼睛在全身受到的待遇是很高的，五脏六腑的精气，都会上注到眼睛来滋养它。不过五脏六腑中与眼睛关系最密切的还要数肝了。《黄帝内经》里"肝开窍于目"，"肝主目"，"肝气通于目，肝和则目能辨五色"，"肝受血而能视"，说的都是眼睛对应肝。

眼睛和肝的密切关系，也可以从各种明目药的作用里看出来。如《本草纲目》等古代的中药书里面，有二十多种中药有明目作用，它们是蝉衣、桑叶、菊花、蔓荆子、木贼草、谷精草、淡竹叶、夏枯草、决明子、青葙子、密蒙花、夜明砂、千里光、羊胆、龙胆草、白蒺藜、石决明、车前子（草）、茺蔚子、枸杞子、女贞子、桑葚、菟丝子、潼蒺藜、蕤仁、褚实子等。而这些药物的功效大都与肝有关，如平肝疏肝、清肝凉肝、养肝补肝，有的则通过疏风清热、清热解毒、补肾益精、滋阴补血间接对肝起作用。

肝通过经脉和眼睛相连，所以肝的精华物质和肝所藏的血可以通过肝经到眼睛来滋养它，以维持眼睛看东西、辨别物体形态和颜色的功能。

如果肝有疾病，对眼睛的供养不能得到保证，就可能导致眼睛的疾病。比如说肝血虚的时候，对眼睛的滋养不够，那么视力就会下降，或者晚上看不清东西，也就是所谓的夜盲症。如果再严重一点，到肝肾阴虚的程度，滋润眼睛的阴液也少了，那么就会出现眼睛发干，这时眼泪也不听指挥，就出现迎风流泪。

眼睛有病的时候，可以用调肝的方法治疗。古人在"肝开窍于目"理论的指导下，用动物肝脏治疗眼目疾患。现代研究证明，肝脏中含有丰富的维生素A，正是眼必需的营养物质。治疗眼科疾病的方剂也多从治肝入手，有一本汇集历代眼科方剂的书《中医眼科历代方剂汇编》，里面光是名字里带"清肝"、"泻肝"、"疏肝"、"补肝"、"养肝"、"治肝"字样的方剂就近300首。

眼睛要靠肝的精华物质和肝藏的血来滋养，明目药与肝密切相关，肝要是功能失常了可能会出现眼病，因此治疗眼病的方法也主要是调肝。

肝在平时默默无闻地滋养眼睛，平时保护眼睛并不需要特别地服用明目药，在用眼和饮食起居中顺着肝的特性才是最重要的。所以要让自己有双明亮动人的眼睛，决不能忽视肝的作用哟。

二、药王的爱眼方法

《黄帝内经》说："肝受血而能视"，说明视力是以肝血作为基础的。我们可以拿药王孙思邈在《千金要方·七窍病·目病》里说的十六条"丧明之本"来分析。

这十六条"丧明之本"，也就是伤害眼睛的行为分别是：生食五辛，接热饮食，热餐面食，饮酒不已，房室无节，极目远视，数看日月，夜视星火，夜读细书，月下看书，抄写多年，雕镂细作，博弈不休，久处烟火，泣泪过多，刺头出血过多。

这十六条"丧明之本"里面，"生食五辛……饮酒不已"和"久处烟火"有一个共同点，就是都有火、热，有的还有湿热，火热、湿热，这些都会伤阴。而"房室无节"的行为伤肝肾之阴。"泣泪过多"则浪费了用于滋润眼睛的资源，包括津液和肝血。"刺头出血"就更不用说了，津液和血是同源的，它们都属于阴液的范畴，所以这几条可以概括为伤阴血对眼睛有害。

另外八条如"极目远视，……博弈不休"都是用眼过度，或是光源太暗，或是时间太长，或是勉强眼睛看力所不及的远近细小之物。所以孙思邈说人过了四十岁应该经常闭着眼睛，没有重要的事不要睁眼，更不要到处张望，那些读书赌博导致用眼过度而患病的人更应该三年都闭着眼睛，否则吃药也不会好。这八条可以概括为用眼过度对眼睛有害。《黄帝内经》说"久视伤血"，说明用眼过度也伤阴血。实际上这十六条说的就是各种有损人体阴血的情况对眼睛都是有害的。

因此，保护眼睛就要时刻注意不要伤阴血。《顾氏医镜》中说，烟最辛热，酒最湿热，凡是姜、椒、芥、蒜以及一切辛辣热物，都极其伤阴，千万不要用。虽然言辞有些绝对化，但可以参考。

除了用眼过度和食用辛辣热物，暴怒也应该列在护眼禁忌名单之内。因为暴怒也会伤阴，而且发怒直接影响肝，所以爱眼也需节怒。

三、爱眼小贴士

如果你希望你的眼睛明亮清澈视力好，你需要做到以下几点：

用眼卫生：光源柔和，亮度适中。长时间用眼时，中间要休息。眼睛看不清的时候不要勉强去看，或者佩戴合适的眼镜再看。毛巾洁净，不混用。染病及时就诊。

规律作息：少熬夜。

房室有节：不纵欲。

远辛辣：少喝酒，少吃辛辣刺激的食物，尤其是生的葱姜蒜等。

调饮食：合理饮食保证身体必需的营养。

避烟火：躲开烟熏火燎的环境，不抽烟。

节悲怒：哭适可而止，不要流泪不停。发怒不要暴怒、大怒。

第十一节　眼泪与肝的不解之缘
——五脏化液，在肝为泪

"美人卷珠帘，深坐颦娥眉。但见泪痕湿，不知心恨谁。"

李白的这首诗很是动人，垂着泪的美人是多么楚楚可怜啊。有首歌唱道："女孩的心事你别猜，你猜来猜去也猜不明白。"所以唐朝到现在这么多年了，这美人还在诗里流着泪，我们也猜不透她的心事。

一、流泪缓解压力，有疏肝效果

当然，男人也有心事，不过"男儿有泪不轻弹"。我们知道，眼泪不只是用来表现情绪的道具，它还可以很好地缓解压力。男人没有流泪这个缓解压力的途径，岂不是很容易被情绪打垮？不要着急，还有别的途径。

《黄帝内经》说，"五脏化液，肝为泪"，认为眼泪是与肝有关的，还有"肝为语"，肝"在志为怒"，"在声为呼"，认为说话、发怒、呼喊也是与肝有关的。

肝的责任之一是调节情绪，一旦受到压抑，"肝气郁结"了，除了流泪，还可以通过多说话、发怒、呼喊来缓解压力。所以我们在影视剧里经常看到男人勃然大怒，大喊大叫，而女人在一边默默流泪的场景。要是生活中看到谁唠叨了，也要谅解，这是心情不好导致了肝的功能失常，正在自身调节呢。

如果没有"男儿有泪不轻弹"这个古训，男人是否会和女人一样用眼泪来缓解压力呢？恐怕也不是这样，国外的男人也喜欢扮演硬汉角色，无论古今中外而女人流泪似乎都是天经地义的。这是为什么呢？"五脏化液，肝为泪。"泪是肝化的液，是要以津液为基础的。而相对来说，说话、发怒、呼喊这些则是一种气的运动。津液是属阴的，气是属阳的；女性是属阴的，男性是属阳的。同声相应，同气相求，女子流泪，男子怒喊，这就不难理解了。所以女人哭了大家都觉得很平常，而男人哭了则是"物以稀为贵"，就有人专门写个歌说"男人哭吧哭吧不是罪"。

女人也不是都爱哭，有的女同胞爱哭只是周期性的，和月经周期有关。这又是怎么回事呢？月经的经血也是属阴的，月经来的不顺畅，该来月经却迟迟不来，属阴的血在体内出不去，这时她可能就像换了个人一样，情绪不稳定，总想哭。一方面体内阴液比较盛，泪水有足够的来源，就像水满了要溢出来一样。另一方面月经不正常、情绪不稳定需要肝来调节，而流泪可以舒畅肝气，让肝更好地执行这项功能。

二、眼病出现异常流泪，从肝治疗

如果有人说，不论男女，每时每刻都在流泪，你相信吗？

事实上，不论男女，我们每时每刻都在分泌泪液来滋润眼睛和冲洗异物，这与感情无关，却和生活密切相关。

失去才知珍贵，世界上有一群人患"干燥综合征"，需要使用人工泪液，才能缓解眼睛干涩的疼痛。人上了年纪，也有的会苦于迎风流泪，狼狈不堪。好在我们在《黄帝内经》的指导下可以找出帮助他们的方法。"五脏化液，肝为泪"，"肝气通于目"，说明眼睛和眼泪都与肝相关。临床实践也可以证实泪液分泌异常多为肝功能失常所致。如肝阴血不足，泪液分泌不够，就会眼睛干涩；肝经风热，有的人就会迎风流泪；肝经湿热，有的人就会出现眼眵增多。诸多眼科要药，都离不开治肝。

《名医类案》中记载了一个关于流泪的医案：一个福州人得了眼病，流泪，眼睑之间又红又潮湿，有时疼有时痒，白天不能看东西，晚上不能接近灯光。他的朋友叫赵子春，看他坐着发愣，想来是被眼病折磨得没办法了，对他说："这个病叫烂缘血风，我正好有药可以治，药的名字叫两百味花草膏。"得病这位听后很惊奇，说："哪有这样的药啊！两百味药的方子，没听说过，翻遍世上的方书估计都找不到。而且这么多药，你一下子也凑不齐啊，做出药膏要到哪天啊。你是和我开玩笑吧。"赵子春说："我刚好有药，一定会给你的。"

第二天他果然拿着药膏来了，让患者拿小勺挖着吃少许。一天眼泪就止住了，第二天肿也消了，第三天疼痛也消失了，病就这么一下子好了。患者又是高兴，又是好奇，登门道谢的同时，就问赵子春到底这药是什么东西。赵子春这回不卖关子了，笑着告诉他其实只有两味药，羊胆和蜂蜜，因为羊吃百草，蜂采百花，起这样一个名字唬人罢了。

这个眼睛红肿疼痛、怕光流泪的病，只用了 3 天药就好了。这么好的疗效，药却很简单，就是羊胆和蜂蜜两味药。古代中药书上记载，这两味药都有解毒明目的作用。不仅如此，李时珍说各种胆都能治眼病，原理就是肝开窍于目，肝胆又密切相关，眼睛可以吸收胆的精华。

《西游记》里有这么一个情节，孙悟空被黄风怪用三昧神风刮过之后，眼珠酸痛，冷泪直流，有个神仙化身成老者赠他眼药，说："曾遇异人传了一方，名唤三花九子膏，能治一切风眼。"取出一个玛瑙石的小罐儿来，拔开塞口，用玉簪儿蘸少许给他点上，让他不要睁眼，安心睡觉，明早就好。第二天五更天快亮的时候，孙悟空抹抹脸，睁开眼说："果然好药，比常更有百分光明！"

这个三花九子膏是作者杜撰的一个眼药名，和上面的两百味花草膏的名字相得益彰，如果真有这样一个眼药的话，分析起来也和"肝开窍于目"以及"五脏化液，肝为泪"的理论是分不开的吧。

如果说眼睛是心灵的窗口，眼泪何尝不是心灵的鸡汤。

琦君作品里有句话说"雨后的青山，好像泪洗过的良心"，泪水正是时时刻刻洗礼着心灵的窗户，也随时准备洗礼人的心灵。

第十二节　没人爱唠叨——肝为语

虽然说"沉默是金"，能说会道的人在社交场合还是很受欢迎。不过，如果在家里话还是那么多，甚至同样的事情反复地提，恐怕就要被冠以"唠叨"之名了。当更年期的妈妈遇上青春期的孩子，就经常不幸地获此称号。妈妈们也很委屈，自己也不想那么唠叨的，还不是出于关心嘛。

一、唠叨也有原因

随着现代心理学的发展，有人对唠叨这件事也做了研究。日本心理学家新森健二在调查 6000 多名女性后认为，大多数女性爱唠叨，爱跟她们的朋友倾诉烦恼，这是她们藉以消除精神压力的一种有效方法。

其实唠叨的机理在《黄帝内经》里早就简明扼要地提出来了，那就是"肝为语"。意思就是话语的问题与肝有关。

别看就这么简单的三个字，有时就从这三个字入手，很严重的病也能治好呢。

红斑狼疮伴发精神失常，挺严重的吧。上海中医药大学王庆其教授就治过这么一位女患者。她来看病的时候呼天抢地，精神亢奋，胡说八道，不认亲人，狂奔躁扰，不想睡觉。王教授看她病情凶猛，怕出意外，建议她去精神病院治疗，但在家属执意相求之下还是给看了。这个患者脸红，眼睛红，再看看舌头，摸过脉，王教授认为她是心肝火旺，开了泻心火又泻肝火的方子。另外，加上牛黄清心丸每日2次，每次1丸。1周之后复诊，患者的情绪已经稍微平缓。继续这样治疗，2周以后患者精神平静，略带腼腆地来就诊了。根据情况又改了改方子，调理了一个月，她的精神就完全恢复，和正常人一样了。

王庆其教授说，他总结自己近十多年在龙华医院从事神经、精神系统的专科门诊的经验，发现精神疾患的患者，或者话多，或者不怎么说话，或者胡说八道。仔细分析一下，病机大多与肝的生理病理变化有很密切的关系。

二、把坏心情说出来

为什么话语的问题会与肝有关呢？

古代研究《黄帝内经》的学者说，这是因为多说话有调达肝气的作用。当肝气郁结，人就会本能地用多说话来加以调节，宣畅因肝郁所导致的气机郁滞。

什么是肝气郁结呢？肝和人的情绪关系密切，心情不好的时候肝气就会郁结，调达肝气也是在调节情绪。所以从这个角度来说，唠叨也是一种宣泄忧愁的方法，甚至可以起到保健的作用。这和前面提到的日本心理学家的研究结果是一致的。

所以如果遇到了悲哀忧愁等异常的心理刺激，不要憋在心里，而是应该把这些不愉快的事情一吐为快，减轻精神痛苦，让肝气调达，这样对身体才有好处。如果你看到亲人、朋友最近变得特别唠叨，应该谅解他们，大概是最近有什么烦心事了才会这样，他们这是在自我调节。如果找不到合适的场合和对象来唠叨，就会引起肝气郁结，此时可以用疏畅肝气的药物来帮忙。当然，最好还是能够说出来，再有人开导开导，心病还需心药医。

三、话多话少，治肝都好

上面说的是话多、唠叨，那么话少的情况呢？

有一个 20 岁的女孩，整天沉默不语。不光是这样，她不看书，不看电视，不愿见人，整天坐着不动，这种情绪低沉的现象看上去是一天比一天严重。这样的情况持续 3 个多月了，该女孩被家属带来找北京中医药大学王洪图教授看病。来看病的时候也是沉默不语，不回答问话，双手插到衣服口袋里不给医生摸脉，也不张口给医生看舌头。询问家属之后得知她睡觉不踏实，大便干，月经 45 天没来。她父亲勉强拉出手后才能摸到她的脉，想看她舌头她始终不配合，没有看到。

王洪图教授根据"肝为语"，认为肝胆气机失调，无论过亢或抑郁，都可以影响人的话语，或者喋喋不休，或者沉默寡言。这个女孩沉默不语也是肝气疏泄失常引起的，所以治疗时以疏泄肝胆为基本法则。开了 18 剂药，每天 1 剂。王教授还嘱咐要忌辛辣、油腻，饮食要清淡，适当多吃萝卜，帮着顺气，最好是红心绿皮的萝卜。

吃完这 18 剂药，女孩还是由家属陪着来看病，但她已经会自己陈述病情，也能配合看舌头了。情绪好转，食欲也变好了。但听到大的声音心里就不舒服，想哭又哭不出来，大便不干了，月经也来过了。效果不错，继续前面的治疗思路，方子稍有变动，又开了 12 剂药，每天 1 剂，忌口还和前面一样。

第三次看病的时候她是自己来的，和医生对答准确，情绪平稳，能够看半个小时书或者电视了，听大的声音没有什么不舒服，只是早上起床时胸中稍微感觉难受，大便干，四五天一次。还是在前面方子的基础上加减，开了 10 剂药，变成隔日 1 剂。

第四次看病的时候情绪正常了，读书看报都没有困难了，睡眠好，大便正常，月经时间规律。于是王教授在前面那个方子上加减配制成水丸，少量服用，以巩固疗效。

这是一个话少、沉默不语的例子。有一种病，时而兴奋多话，时而抑郁不语，西医叫做"躁郁症"。这种情况怎么治疗呢？

王洪图教授认为，多话、少话这两种情况都属于肝胆气郁，所以治病基本法则和方药都不需要太大变动。成功的病例也说明了中药确实能起到双向调节的作用。

我们每天都在说话，谁知道说话也是身体自我调节的一个手段。我们把沉默或是唠叨归于性格使然，其实未必。沉默的人并不是天性沉闷，唠叨的人也许只是身体需要。醉酒可以让沉默的人多话，而中药可以双向调节，比酒更神奇。中药神奇的原因是什么呢？在于它能帮助身体恢复自我调节。

第十三节　抓住心情愉快的主动权
——肝在声为呼

一个人在怒气冲冲的时候难免会大喊大叫。事实上，发怒和呼喊也确实存在着共同的机理。《黄帝内经》说，肝"在志为怒"、"在声为呼"，发怒和呼喊都是肝的特性外露。那些动不动就发怒，经常大呼小叫的人，很可能存在肝气旺的问题。

仔细分析呼喊，可以让我们抓住心情愉快的主动权。

一、肝气旺，有怒呼喊应疏肝

呼喊既是人发怒时宣泄的一种常见表现，同时也是舒缓怒气的有效方法。人在盛怒之下，通过高声喊叫来发泄心中怒气，这也是人体进行自身情志调节的一种本能表现。从中医来说，呼喊可以疏泄肝气。如果"敢怒而不敢言"，怒气无从宣泄的话，郁在体内就会伤肝。

如果说压制怒气会伤肝还比较抽象，不能引起大家重视的话，这里举一个具体的例子。《古今医案按》记载："朱丹溪治一妇人，年十九岁，气实，多怒不发，忽一日大发，叫而欲厥。"我们可以想象一下，19岁，但称她是"妇人"，说明是一个小媳妇。古代家族里最受气的就是这样的小媳妇了，不然怎么说"多年的媳妇熬成婆"呢。这个小媳妇大概本来是属于脾气比较烈的那种，可是现在也只能忍着，所以"多怒不发"。终于有一天，就像火山爆发那样，一直压制的怒气爆发出来。以前说话声音都不敢高声，现在可好，不仅是大叫，还喊得几乎要晕倒。

既然是郁怒伤肝，所以可以从肝而治。除此之外，朱丹溪还认为有火有痰，所以给她用的药基本上是疏肝理气、清肝火、化痰的药物。然后患者大吐一场就好了，再给她用清肝化痰的药物巩固疗效。

从这个例子我们也可以知道，发怒虽然不是什么好事，但是如果真的生气了还是要找一个途径宣泄才好，不然不但伤身体，而且总有一天这些怒气也要通过更猛烈的途径宣泄出来。

二、肝气旺，无故呼喊需疏肝

如果呼喊得过头了，甚至并没有可发怒的事情，无故呼喊也是肝的问题。从肝来治也能获得很好的效果。

有一个 61 岁的妇女，每遇阴天或者是情绪不好，和家里人生点气之类的，到夜里睡觉的时候就要做噩梦高声的呼叫，以呼为主。她找北京中医药大学王洪图教授看病，因为生气发怒与肝有关，睡眠不安也与肝有关，呼喊还是和肝有关。所以王教授就用了一个叫柴芩温胆汤的方子来疏泄肝胆之气，根据她阴天发作的特点又加了点祛湿的药。6 剂药就好了。过两个月之后她又来看别的病，问起来前面呼喊的毛病，她说早就好了。

王洪图教授用这个方法还治过一个很重的病，患者虽没有明显的多怒表现，但是经常在睡中呼喊。一位 60 多岁的女教师，她的桥小脑角有一个胶质瘤。到西医院看，医生说如果做开颅手术恐怕影响生命中枢，怕在手术台上下不来。再者胶质瘤虽然是良性瘤，但切下来之后过半年还会再发，所以老太太就不想做手术。她有胶质瘤，当然走路走不稳，然后就是眼睛畏光，再有一个特点就是只要睡着了就高声呼叫，声音吓人。王教授也是用柴芩温胆汤作基础方来治疗。因为有瘤子算是瘀结，方子里再用点消散瘀结药。几剂药下去，她夜里睡觉就从来没喊过。半年下来之后，老太太又到以前那个西医院去查，什么症状都好了，但瘤子还那么大。医生也奇怪，为什么不晕了也不晃了，什么都好，瘤子还那么大。医生猜测可能是用中药把肿瘤周围的炎症吸收了，水肿减轻了，压迫减轻了。

三、肝气虚，受惊呼喊需养肝

前面说的都是肝气旺引起的不适，那么肝气虚呢？有时我们受到惊吓，也会情不自禁地呼喊，这种呼喊俗话说就是壮胆的，在肝胆气虚的时候可以提升肝气。和上面肝气旺而发怒的情况类似，肝气虚的时候也会出现呼喊过度的情况，有时受惊过度也会出现这种情况。

有个胆小的小孩，身体也很弱，6 岁的时候，因为教书先生在他背后用戒尺教训别的同学，反而把他吓着了，留下一个时不时呼叫的毛病，而且每次叫的时候同时会抬起左脚跺一下地。这个病得了五六年了，怎么治都治不好，直到遇上当时名医吴孚先。吴孚先认为这是肝气亏损到极点了，需要补肝。不过补肝也有技巧，考虑到心、肾和肝有着密切的联系，因此可以补肝、补肾、补心三管齐下来使得补肝的效果大大增强。用了补肝肾和镇心安神的药 50 多剂，丸药三料，这孩子的病就治好了。

四、用呼喊来调理情绪

不能控制的过度呼喊属于病态，当然我们都不希望发展到这个地步，所以我们应该把郁怒、委屈、惊吓消灭在即将萌芽阶段。将怒气、委屈火山爆发式地宣泄，不如让它们多次、少量、缓慢地释放。释放不良情绪的途径可以是呼喊，也可以是说话，也可以是流眼泪等。相比之下，呼喊比说话、流泪会更痛快一些。当然呼喊不一定要在发怒的时候对着别人喊，去歌厅大声喊也是喊，去爬山在山上大声唱山歌也是喊，我们还是有很多不伤别人感情又保护自己身体的办法的。

如果想抓住心情愉快的主动权，就把不愉快都喊出来吧！

第十四节　明辨是非的法官——胆

说到胆，一方面我们会想到"胆小如鼠"、"胆小怕事"、"胆大包天"这些成语，它们说的是"胆量"和人的精神活动有关；另一方面在生活中我们见到实体的胆，这是一个与消化密切相关的器官，分泌很苦的胆汁，偶尔还长些胆结石，有的人因此还把胆给切掉了。

那么，切掉胆囊会让人胆子变小吗？不会，因为这个实体的器官在西医的概念里只是和消化有关，和"胆量"并没有关系。不过，一个人常胆小怕事或对事情犹豫不决的时候，确实容易吃不下饭，容易出现消化不好。也就是说，

"胆量"的"胆"和具有消化功能的"胆"还是有联系的。

用中医概念里的胆就能很好地解释这个问题。中医所说的胆，不光拥有实体胆囊的消化作用，也拥有着精神活动方面的决断功能。

一、胆负责决断

"胆小如鼠"、"胆小怕事"说的是那些容易被惊吓、做事犹豫不决、瞻前顾后、害怕承担责任的人，更严重的时候则说"吓破了胆"。而相对而言，那些不怕恐惧、敢于迎着困难干事情、敢于挑战新的事物的人，则被称为"胆子大"、"胆大包天"。这些成语、俗语中的"胆"，给人以胆量、胆识、胆魄，让人遇到事情就能果断地做出决定，而不至于犹豫不决、优柔寡断。胆的这种作用，我们给它概括起来叫做"决断"。所谓决断，也就是判断和决定，遇到事情判断可以不可以做，决定去不去做。英雄人物遇到大事能决断，才能成就一番功业。在大事面前，"当断不断，必受其乱"。

胆的决断作用是中医所认可的，而且明确地写在《黄帝内经》里，例如《素问·灵兰秘典论》说的"胆者，中正之官，决断出焉"。

决断前面已经说了，"中正之官"是什么呢？它是一个官名。"中正"就是不偏不倚，处于正中的位置，没有过和不及。那么这个官具体是做什么的呢？有一种说法是说陈胜吴广起义后，设立了"中正之官"来举贤纳才。不过广为人知的还是魏晋时期的九品中正制里的官职，也是推荐人才的。魏晋时期在州、郡、府一级机构都设立了中正之官，他们掌握着选人的权力，不但可以决定人才的前途，更重要的是，他们所推荐人才的优劣，直接关系到国家的兴衰。中正之官面对的是如此重要的大事，他们必须做到不偏不倚、明辨是非才对得起自己的官名，他们的决断能力在一定程度上也决定了国家、社会的发展。把胆比喻成中正之官，说明它也像中正之官一样，拥有重要的决策权和决断能力。

《黄帝内经》也认为胆的决断作用非常重要，说"凡十一脏取决于胆"。一个人想问题的时候，各个脏腑都要起作用，但是最后下决定，最后拍板，还得靠胆。

一个人的重要性，总是在他离开的时候你才能发现，身体的脏腑也是这样，正常的时候你没有感觉，生病的时候你才怀念起健康的日子。胆的功能不正常的时候，决断这个功能就下降了，人就容易胆小怕事，容易犹豫不决。胆小怕事是对事物的判断有了变化，以前不害怕的事情现在变得害怕了，容易被惊吓。而犹豫不决是决定的环节出了问题，想法很多但却固定不下来，所以一件事反复思考、反复做也不能放心。

所以我们可以看到，有的人，容易被雷声、关门声、汽车喇叭声、爆炸声惊吓；有的人，总是为一点小事思前想后；还有的人，担心手脏而反复洗手，担心出门没锁门、没关窗户总想回去看看，担心第二天上学或上班所需要的东西没装好而反复察看。这些大多数是胆的功能不正常的表现，中医把这叫做"胆虚"。

二、食物消化离不开胆

上面说的是胆在精神活动方面的决断作用，中医所说的胆也有消化功能。《灵枢·本输》中说："胆者，中精之府"，也就是说胆腑中藏的是精汁，而这些精汁对人体的消化有很大帮助。结合西医知识，我们知道胆囊里面有胆汁，胆汁对脂肪的消化和吸收具有重要作用。

西医认为，消化吸收过程中最重要的是胃肠，而中医概念里则是脾胃。那胆在消化中起什么作用呢？《素问·宝命全形论》说："土得木而达"，说的就是肝胆对脾胃消化功能的帮助。从五行上说，脾胃属土，肝胆属木，木对土有制约和控制作用，木正常了土才强健，就好像一块土地得经常松松土，这块土地才能成为一块好地，上面的庄稼才能长得好。同样的道理，脾胃功能的强健也有肝胆的功劳。肝胆有疏泄功能，就好比是给土地松土，可以帮助脾胃更好地消化，脾胃消化功能好就相当于土地肥沃，种的庄稼就收成好，而人体的健康状况就是这个庄稼的收成。

在肝胆疏泄的过程中，胆所藏的精汁功不可没。如果说疏泄是松土，没有胆的参与，就相当于用木棍松土，能用但是不趁手，效率也不高，有了胆的精汁，就相当于换成了得心应手的铁锄头。

所以胆的功能不正常也会影响消化，这样的人往往会有肚子胀、讨厌油腻、食欲差、胃痛、腹泻、大便稀这些表现。肝胆疏泄功能不正常，都容易影响消化而出现上述的症状，中医把这种情况叫做"肝胆不利"。这时就需要用一些调节肝胆疏泄功能的药物来治疗，比如柴胡、郁金、枳壳、佛手、青皮、陈皮等，中医说它们有"疏肝利胆"的作用。有时消化不好，虽然肝胆不利的表现不是很明显，医生除了用增加脾胃功能的药，也会用这些疏肝利胆的药。这和给土地施完肥顺便松松土是一个道理，不是说非要等土地板结了再松土的。

三、给胆小犹豫的人支个招

中医有一个著名的方子可以治胆功能不正常而引起的胆小怕事吃不下饭，这个方剂叫做温胆汤。温胆汤主要由茯苓、半夏、陈皮、甘草、枳实、竹茹、生姜、大枣组成，有理气化痰、和胃利胆的功效。它不但可以调节胆的决断功能，也能促进消化，尤其适合治疗"胆郁痰扰"型，也就是由"痰湿"引起的胆的毛病。

胆郁痰扰涉及的临床表现五花八门，除了前面说的胆小容易受惊吓，做事犹豫不决，还有和消化有关的恶心呕吐、打嗝儿，有时头晕、心慌、心烦失眠、怪梦多等。有些怪病、难治的病，比如癫痫、癔病也能用温胆汤来治。

有个妇女得癔病4年了，经常打嗝儿，嗳气，肚子胀闷发凉，嘴里发黏，每天都呕吐白涎沫五六次，每次都要半个小时，呕吐前会有胸闷、心慌、烦躁不安等表现，呕吐后会好一些。大家看看，上面我们说的胆郁痰扰的表现她都占了一半以上了，如果给她用温胆汤，效果会怎么样呢？

她找中国中医科学院余瀛鳌教授看病，余教授给她摸摸脉，看看舌头，也都符合胆郁痰扰的表现，所以余教授以温胆汤为基础，给她开了个方子。她吃了7剂药之后就好得差不多了。余教授再稍微调调方子，她又吃了26剂药之后，上面说的这些毛病就完全没有了。

四、控制情绪，调节饮食

一方面要减轻胆的负担，减少对胆的伤害。不要心思太重，想事太多，这样会加重胆的负担，也会影响胆中精汁的排泄。应该保持心情愉快，像发怒、惊吓的情绪对胆也没有好处，要适当控制。饮食上要少吃油腻食品，尤其尽量少吃油炸食品。应该多吃些蔬菜水果，尽可能吃得花样多一些，这样有利于胆疏泄功能的正常发挥。

另一方面，促进胆功能的恢复，可以考虑用饮食调节，也可以用穴位按摩的方法。对于胆小、犹豫不决的人，多运动、多与人交往也是很重要的。

五、按摩穴位，敲打胆经

胆经的阳陵泉穴，它是胆的"下合穴"，是经络上和胆关系最密切的一个穴位。阳陵泉穴可以疏肝利胆，还能疏通经络，是调节胆功能的重要穴位。这个穴位在腓骨小头前下方凹陷处，即小腿外侧，膝盖下方一个骨头尖下面凹陷的地方。找到这个穴位之后，按压时会产生一种酸胀的感觉。感觉越明显，说明你找得越准，也说明胆的功能确实已经有问题了。你可以用大拇指按揉这个穴位，手掌自然地握在小腿后部，力度以能产生酸胀感为准，每天坚持按1次，每次3分钟。

如果肝胆不利影响消化的时候，还可以配合按揉阳陵泉附近的胆囊穴。胆囊穴在阳陵泉穴的正下方，距离它有一个拇指的宽度那么远，可以揉完阳陵泉穴顺势向下揉揉它，力度和时间与按阳陵泉一样。

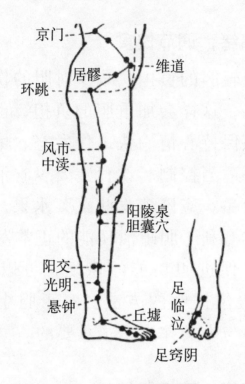

图 2 - 1　足少阳胆经腧穴图

　　按完阳陵泉穴，你还可以顺便敲打胆经，这样可以使胆经通畅，利于胆功能的恢复。方法是顺着大腿外侧、小腿外侧用空拳用力敲打，以每秒大约 2 次的节奏，左右各敲 200 次。这 200 次可以平均分布在胆经沿线，从上到下敲下去，也可以重点分布在穴位附近。比如说，在大腿的穴位有环跳穴、风市穴、中渎穴、膝阳关穴 4 个穴位，可以给大腿分配 100 次，每个穴位分配 20 次，另外 20 次敲打穴位之外的线路。小腿的穴位可以按区域敲打，阳陵泉穴和胆囊穴比较近，外丘和阳交穴比较近，光明穴、阳辅穴和悬钟穴比较近，每个区域可以敲打 30 次，剩下的 10 次补在别处。注意一定要用力敲打到穴位有酸胀感才行，才能有效刺激穴位，起到作用。

第十五节　肝胆相照——肝者中之将也，取决于胆

我们都知道，健康的含义不仅包括生理的健康，心理健康也同样重要。现代人生活节奏快，工作压力大，各种心理疾病已经成为困扰人们的重要问题。在中医看来，抑郁症属于郁病范畴，是气机不通所致，七情引起的抑郁是郁病的一部分。它并不是简单的心理疾病，而是一种涉及全身脏腑功能，导致阴阳失衡的疾病。

一、从抑郁症说起

现代人的抑郁，很大一部分是情感和生活方式共同作用的结果。我们说抑郁不是简单的心理疾病，而是身心的疾病。一旦你的不良生活习惯导致身体的抵抗力下降，处于亚健康状态，一件不顺心的事就可能成为抑郁情绪的导火索。因此，我们说抑郁不是简单的情绪障碍，而是心与身的失调。大部分抑郁症患者是因为肝胆阳气不足导致。肝胆的疏泄排毒功能长期得不到有效的运行，体内毒素得不到排除而堵塞不通。

我们发现，干体力活的人们几乎没有抑郁的，也很少会失眠。白天劳动了一天了，晚上躺下来就睡了。而那些工作在写字楼，风吹不着、雨淋不着、太阳晒不着的知识

分子却颇受抑郁症的青睐。或许，这和他们的生活习惯有很大的关系。

很多抑郁症患者都有睡眠问题，有经常加班甚至熬夜的习惯，导致长期的睡眠不足。我们知道，睡眠是人体的一项重要生理需求。人的肝和胆只有在晚上我们睡着的时候才能正常工作。根据十二经流注顺序，晚上十一点到一点是子时，由胆经所主，一点到三点是丑时，由肝经所主。如果不能正常休息，肝和胆就不能正常进行排毒，毒素在人体内长期积累，难以排除，肝就不能产生新鲜血液。长此以往，人体的各项功能不能正常运行，抵抗力就会越来越差。晚上睡不好，也就不能保证白天精力充沛，工作效率就会下降，一旦遇到挫折和困难，就会出现焦虑、烦躁甚至抑郁难以排解的情绪。

中医治疗这类抑郁症，大多采用疏肝利胆、健脾补气养阴的方法来调解身体阴阳平衡和各个脏腑之间的关系。抑郁并不难治，只要医生能够准确分析患者的病情，全面把握，找出病因，就可以解除病痛。

二、肝胆相照

在人体内，肝和胆可称得上是一对风雨同舟、患难与共的战友，用"肝胆相照"来形容它们的关系是再恰当不过了。我们知道，肝与胆是人体内的两个重要脏器，二者之间存在着相互依存、相互协调的关系，就像是一对形影不离的好朋友，任何一方患病，难免会累及另一方。肝和胆构成表里相合关系，他们同主疏泄、共主勇怯。

不要小看这"肝胆相照"的关系，肝和胆之间的关系协调了，无论对人的生命活动还是身体健康，都起着重要的作用。人体内气的调畅，血液、水液的运行，情绪的调节，脾胃的消化吸收等许多环节都和肝胆有着密切联系。

三、肝胆共主疏泄

肝主疏泄，负责分泌胆汁；胆依附于肝，负责储藏和排泄胆汁。肝胆协调合作，使胆汁能够顺利进入肠道，帮助脾胃来消化食物。

肝失疏泄，会影响胆汁的生成、排泄，并引起消化不良。这就是为什么一些患有肝病的人易出现消化不良，不想吃东西，尤其是油腻的食物。同样，胆腑湿热，胆汁排泄障碍，也会引起肝的疏泄异常，最终会导致肝胆气滞、肝胆湿热或郁而化火、肝胆火旺的情况。引起口苦，食欲不振，腹胀，胁肋胀，甚至是黄疸。

四、肝胆对我们情绪的影响

《素问·灵兰秘典论》说："肝者，将军之官，谋虑出焉。胆者，中正之官，决断出焉。"肝主疏泄，调节情绪；胆主决断与人的胆子大小有关，而决断又和肝之谋虑有关。这样肝胆相互配合，人的精神情绪活动正常，遇事才能作出准确判断，果断下决定。

五、肝胆对消化的影响

肝胆相连，它们通过经脉形成表里关系。肝脏是制造胆汁的工厂，胆汁是肝之余气所生。胆道是输送胆汁的通道，胆囊是储存胆汁的仓库。所以说胆汁生于肝而存于胆。但只有在肝之疏泄功能正常的情况下，胆汁才能顺利产生并帮助消化。反过来，胆汁排泄通畅了，肝才能发挥疏泄功能。因此，肝胆在发病时也是互相影响的，所以在治疗时也多是肝胆同治。

　　健康的身体需要健康的心理，真正理解"肝胆相照"的意思，让他们一起来捍卫我们的生命吧。

第三章　辅佐君主的良臣——肺

第一节　秋季给肺放个假——肺通于秋气

《素问·四气调神大论》说："秋三月，此谓容平，天气以急，地气以明。"秋天是收获的季节，是气候由寒转热、自然界"阳消阴长"的阶段，人体要适应从"夏长"到"秋收"的自然变化，体内的阴阳也随之由"长"到"收"。一年之中季节的更替不仅是气候的变化，与人体的健康也是息息相关的。

一、秋季注意养收

俗语有"白露秋分夜，一夜凉一夜"的说法。秋天，夏季的暑湿之气渐渐退去，天气转凉，季节到了这个时候，昼夜温差变大，空气中的水分下降，呈现出秋凉干燥的气候。进入了收获的秋季，一切生物的新陈代谢机能也从此由旺盛转为低潮。人处在自然环境中，也要顺应这种变化，就像动物贮备过冬的粮食一样，要特别注意体内精气的收敛和养护，为即将到来的冬天做好准备。所以秋季调养应为"收气"，若违背了这一原则就会损伤肺气，使得冬天人体储藏精气的能力减弱。

进入深秋，人体的精气逐渐开始封藏，这时也是进食补品的最佳时机。民间素有"秋令进补"的说法。根据自己的体质吃一些滋补之品，如大枣、桂圆、莲子、板栗、核桃、芝麻、百合等平和的清补之物，可以改善脏腑功能，增强体质，提高免疫力，以更好的身体状态迎接寒冬的到来。

二、秋季养肺

中医认为，秋季3个月，在五行属金，五脏属肺，五气属燥。《素问·脏气法时论》说"肺主秋"。

秋天，随着空气湿度的下降，人往往容易感到"燥"。这种燥最容易伤肺，损伤人体津液，出现口干、唇干、鼻干、咽干、大便干结、皮肤干燥等。

另外，秋季3个月，肺气独旺，肺属金，味主辛。肝属木，味主酸。从五行生克角度来看，金能克木，因此秋季饮食还要注意"减辛增酸"以养肝气，使肝气正常疏泄，不受肺金克肝木的影响。

肺————属金————主辛味

↓克

肝————属木————主酸味

图3-1　肺金克肝木示意图

三、秋季防燥

秋季为肺所主，肺为人体的"娇脏"，喜欢湿润而不适应干燥（"喜润恶燥"）。初秋干燥的气候结合了夏季的湿热余气，容易耗伤人体的津液，造成阴津亏虚，同时也容易伤肺，出现口鼻干燥、咽干口渴、皮肤干涩、大便干结、小便短赤等症状。到了深秋，天气转凉，燥邪又和寒邪相结合侵袭人体，出现干咳少痰或者是有痰难咳出的情况。

秋天养肺要注意防燥，预防感冒、咳嗽。哮喘病患者，到了秋天病情容易加重，所以要特别注意养肺，根据气温的变化增减衣物，以适应季节的变化。通过肺的呼吸，我们的身体完成吐故纳新，保障了新陈代谢的运行。如果肺出现病变，就会出现呼吸急促、胸闷、咳喘等症状。

在干燥的秋天，人们容易出现皮肤干涩、发痒的症状。所以补水是秋季养肺的重要原则。在秋天要适当多喝水才能保证肺和呼吸道的通畅，保证我们的肺安全度过秋天。

四、养肺润燥佳品

在民间百姓都有这样的经验，秋天到了，气候干燥，人们容易出现咽喉不适、咽痒、干咳、口干舌燥等症状，这时候吃些梨可以很好地缓解以上症状。梨素有"百果之宗"的美誉，具有生津止渴、润燥化痰、润肠通便的作用。对肺燥干咳，咽干口燥，大便干结有很好的功效。另外，梨还有清热、镇静的功效。秋季多吃梨，对便秘、失眠多梦的患者有很好的调理作用。

根据吃法的不同，梨可以产生不同的功效。生吃梨能缓解秋季感冒出现的咽喉干、痒、痛，声音嘶哑和便秘等症状。冰糖蒸梨是我国传统的食疗补品，可以滋阴润肺、止咳祛痰，对嗓子有很好的滋润保护作用。而"梨膏糖"

更是驰名中外，它是梨加蜂蜜、枇杷叶、贝母等润肺的药物熬制而成，对于肺热久咳的患者有明显的疗效。

中医认为，秋季的养生重在调养肺气。"润其燥"是秋季养生的重要原则，要注意养阴防燥、滋阴润肺。其实，除了梨以外，还有很多"清润"的食物适宜秋季吃，比如萝卜、西红柿、豆制品、银耳、香蕉、柿子等。另外，在秋季还可以适当多喝些白开水、淡茶、豆浆、牛奶等，尽量少吃辛辣刺激、煎炸烧烤、腌酿陈浊、膻腥温热之品，尤其注意少喝酒。

五、春捂秋冻，百病不生

老人常说"春捂秋冻，百病不生"，这句俗语究竟该怎样正确理解？

在早秋时，不宜过早增添衣服，有意让机体经受一些寒凉之气的锻炼，增加抵御寒冷气候的能力，对于预防冬季感冒是很有利的。金秋季节，天高气爽，正是进行体育锻炼的大好时机。早操、慢跑、冷水浴一类的耐寒锻炼，可以很好地增强身体对疾病的抵抗能力。但是到了深秋，气候很凉，这时候就要适时加衣，以防过度受凉。一旦受凉超过了人体的耐受能力，不但不能抗病，反而会招致疾病。

白露过后，一早一晚温差加大，这时再赤膊露体就易受凉。轻则患感冒，重则感染肺疾。秋气主燥，燥易伤肺，肺借呼吸道和鼻与外界相连，这时受凉就会出现呼吸道疾病，如感冒发烧、支气管炎、肺炎等；风邪若是侵犯经络筋骨，还会痹阻经络，出现四肢关节疼痛等症状。

第二节 时令与肺病——肺主秋

"日出而作，日落而息"是千百年来人们适应环境的作息方式。在这方面，《黄帝内经》也有独特的认识。《黄帝内经》认为白天属阳，由阳气所主；夜晚属阴，由阴气所主；昼夜变化就是阴阳的交替。

正所谓"天有阴阳，人亦有阴阳"，人体自身的阴阳也会随着自然界阴阳的变化而变化。在白天，阳气主导着人体，人们多进行运动、工作、学习、娱乐等以"动"为主的活动。到了夜晚，阴气主导着人体，人们多进行以"静"为主的生命活动，如休息、睡眠等。

在治疗疾病时，注意到季节、气候、时间等外在因素，把这些和治病结合起来，这才是最好方法。中医在使用中药或者针灸治疗时，都要结合天地四时、阴阳变化来加以调整。这就是中医所说的"人与天地相参"。早在《黄帝内经》时代人们就意识到，人要顺应自然规律来养生和治病。《灵枢·顺气一日分为四时》篇中说道："春生、夏长、秋收、冬藏，是气之常也，人亦应之。"人体的活动也像四季的交替一样有节律性。如果把一天也分为四季，早上是春天，中午是夏天，黄昏是秋天，傍晚是冬天。就像是一条标准的抛物线，人体的阳气在一天里逐渐旺盛，到达顶峰后又逐渐衰退。这就是《素问·生气通天论》里说的："平旦人气生，日中而阳气隆，日西而阳气已虚，气门乃闭。"

一、肺病的昼夜变化

从临床观察来看，大多数疾病都有夜间加重，白天稳定的变化规律。《黄帝内经》认为随着一天的阴阳消长变化，疾病的变化也具有一定规律性。大多早上感觉神清气爽，中午感觉安适，黄昏病情加重，夜晚则病情更重。疾病的变化和自然界的昼夜变化、人体的阴阳变化一样都遵循着一定的规律。正如《灵枢·顺气一日分为四时》中所说："夫百病者，多以旦慧、昼安、夕加、夜甚。"旦慧、昼安、夕加、夜甚的规律是古时候人们观察了大量的疾病发展过程后，对于疾病变化规律的一个高度总结。

但昼夜和四季的变化对于五脏疾病变化分别有不同的影响。凡是肺脏有病的人，中午的时候，病情会加重；但是到了傍晚的时候，就会是精神爽慧；到了半夜，病情就会稳定下来。

二、肺病的季节变化

肺病病情的变化在季节上的规律是，愈于冬季；但是如果冬季不愈，到了夏季病就会加重；如果夏季不死，到了长夏（农历六月）时，病情会维持在相对稳定的状态；到了秋季，病就会好转。而且肺有病要十分注意饮食和讲究禁忌寒冷，日常生活中穿得不要太薄。

三、冬病夏治与夏病冬治

中医认为，人与自然是和谐统一的整体。在疾病的调治过程中，将平衡人体阴阳与四季气候的特点有机结合，会有事半功倍之效。

"冬病夏治"和"夏病冬治"都是我国传统中医药疗法中的特色疗法，它是根据《素问·四气调神大论》中"春夏养阳、秋冬养阴"的原则，结合天灸疗法，在人体的穴位上进行药物敷贴，以鼓舞正气，增加抗病能力，从而达到防治疾病的目的。

中医认为，人体的阳气和自然界阳气相应，季节的变化直接影响人的健康。冬季气候寒冷，寒邪较盛，寒邪易于入侵人体而引发疾病，其发病时间以冬季为主或在冬季加重。在中医看来，这类常发于冬季的寒邪类疾病适合在夏季治疗，也就是"冬病夏治"。

人体阳气生于春，长于夏，收于秋，藏于冬，也就是说人体的阳气随着季节的变化进行着"生、长、收、藏"的循环变化。冬季气候寒冷，机体容易受寒邪侵犯。而一旦寒邪积久不散更伤阳气，就会导致内寒。同样，人体阳气在这一时期也处于相对的低潮。而春夏季，尤其是三伏天，气温升高，人体内阳气上升，经络通达，气血充沛。我们应利用这一有利时机治疗某些寒性疾病，能最大限度地驱风散寒，祛除体内顽固的病根，调整人体阴阳平衡，预防旧病复发或减轻症状，并为即将到来的秋冬储备阳气。

"三伏"是一年中最热的时候，此时阳气发泄，气血趋于体表，皮肤松弛、毛孔张开，药物贴敷更容易渗透皮肤、刺激穴位，起到疏通经络、调节脏腑的作用。因此，"三伏"是冬病夏治的最佳时机。

在临床上，冬病夏治通常是在中国农历"头伏"、"中伏"、"末伏"的时间，采用穴位贴敷的方法，通过中药对人体穴位的刺激，激发经络功能，调和气血，改善血液循环，促进和调整机体的免疫功能，调动人体自身的抗病能力，调整机体和外界环境的平衡，并调节人体的动态平衡，从而达到"内病外治"的目的。这种治疗方法融合了中医学、时间医学、免疫医学等诸多学科的知识，也是中医"治未病"思想的具体体现。

有时在冬季"三九"也进行穴位贴敷来巩固疗效。冬季天气寒冷，而"三九"是一年中最冷的时候，此时阳气敛藏，皮肤干燥，毛孔闭塞，此时贴敷穴位，能扶正祛邪、温阳益气、祛风散寒，起到通经活络止痛的功效，也会对夏天"三伏贴敷"的疗效起到加强和巩固作用。

夏病冬治与冬病夏治的道理相通。夏季阳气盛而冬季阴气盛，一些阴虚阳亢的疾病，在夏季加重冬季减轻，应该趁着冬季好好养阴，到了夏季症状就会比往年减轻。比如说，有的人一到夏天就容易上火，脸上长痘，嘴里长口疮，到冬天自己就减轻了甚至没事了。如果这时疏忽大意，放任不管，来年夏天就又是老样子了。这种情况应该在冬天进行调理，可以吃些滋阴降火的食物比如甲鱼、鸭肉等，必要时还可以在医生指导下服用一些滋阴降火的药物如知柏地黄丸等。这样，到来年夏天你就会惊喜地发现，这些恼人的症状减轻了甚至不见了。

医学的理论指导着临床的治疗。正是因为人体之气有盛衰和消长，疾病有旦慧、昼安、夕加、夜甚，五脏病有不同的慧、甚、静的时间，在疾病的治疗上就要遵守这些

前面说过，咽喉承担着两个重要职责，一是呼吸的通道，二是发出声音的器官。肺主呼吸，通过经脉与喉相连。所以肺对于发声来说至关重要。肺气充沛，则声音洪亮；若肺有病变，就会出现喉干、喉痒，声音嘶哑，甚至失音。

例如感冒咳嗽，无论是风寒引起的还是风热引起的，肺气失宣，都会出现声音嘶哑、咽喉疼痛或失音，就是所谓的"金实不鸣"。可由吃辛辣食物或是我们说的上火而引起，也会出现声音嘶哑或失音，喉干或痛，但这属于"金破不鸣"，是由肺阴不足或肺燥津伤引起的。

四、"金实"、"金破"辨虚实

同样是声音嘶哑的患者来看中医，医生会首先分辨这种"不鸣"是由"金实"还是"金破"引起的，也就是辨虚实。虚实不同，治法也是完全不同的。

相同的疾病，因为具体情况的不同而采取不同的治法，这就是中医所说的"同病异治"。"金实不鸣"者，当以宣肺祛邪之法治之；"金破不鸣"者，则应以补肺扶正之法治之。

五、养护"肺金"

秋天，从立秋开始，历经处暑、白露、秋分、寒露、霜降六个节气，其中的秋分为季节气候的转变阶段。如《素问·四气调神大论》所说的"秋三月，此谓容平，天气以急，地气以明"，秋季的气候是处于一个"阳消阴长"的过渡阶段。

从"天人相应"的观点来看，肺属金，与秋气相应。肺气虚者对秋天气候的变化敏感，尤其是一些中老年人目睹秋风冷雨、花木凋零、万物萧条的景况，常在心中引起悲秋、凄凉、垂暮之感，易产生抑郁情绪。所以说要想拥有健康的声音，应顺应天时，补养肺气，从根本入手。

第四节　辛味——属于肺的味道

无论是在古代还是现代，人们都知道如果淋雨受寒生病了，用生姜熬汤，加些红糖热服，能够驱寒发汗，治感冒、头痛。妇女虚寒性痛经喝点生姜红糖水也有很好的止痛效果。广东一带的村民对老姜很重视，感冒发热或感到肢体发紧不适，常用几两老姜，拍碎煲水，趁热用姜水浸洗全身，使身体出汗，所感染的风寒就会随汗而解了。

民间有这样的说法："冬吃萝卜夏吃姜，不劳医生开药方"、"生姜治百病"。老百姓习惯吃姜，在我们的饭桌上一年四季都可以见到姜。寒冬季节，喝点姜汤能暖胃暖身；在夏季也可以经常吃。因为在夏天人们好贪凉，喜爱吹空调吃冷饮，很容易感受风寒，引起伤风感冒，损伤脾胃阳气。这时及时喝点姜糖水，将有助于驱逐体内风寒。

中医认为生姜性温味辛，入肺、胃、脾三经，能温中发表散寒、健脾和胃止呕、祛痰饮、疗咳嗽。是治疗伤寒、咳喘、呕吐的圣药。但是从治病的角度看，因为生姜性味辛温，生姜红糖水只适用于风寒感冒或淋雨后发热怕冷的患者，不能用于暑热感冒或风热感冒的患者；阴虚内热体质的人和痔疮患者也不宜用生姜。

《神农本草经》中说："药有酸、咸、甘、苦、辛五味。"这五味对人体有哪些作用呢？《素问·宣明五气》中讲得很明白，五味各归于与之有亲和力的脏腑：酸入肝、苦入心、甘入脾、辛入肺、咸入肾。可见味不同，功效也各不相同。人们可以根据五味各自的功能，发挥其不同作用。

一、辛入肺

为什么姜汤会有很好的祛风散寒作用呢？风寒之邪侵犯人体，使得毛孔闭塞不通，肺气不能得到正常的宣发。生姜性味辛温，《素问·脏气法时论》说过"辛散"，因此生姜能够发散风寒。《素问·至真要大论》说"辛先入肺"，生姜可以通过发散风寒来宣发肺气，打开闭塞的毛孔，从而驱散在体表的风寒。

在日常生活中，一说到川菜大家都会想到一个字——辣。川菜口味清鲜醇浓并重，以善用麻辣著称。很多人都为川菜的辣所折服，并深深喜欢上川菜。但是从中医的角度来看，应讲究因时、因地、因人制宜，并不是任何地方、所有人都适合吃辣的。我们都知道，辛香麻辣的食物之所以能在四川盛行，是因为四川地处盆地，气候多潮湿，所以人们自古养成吃辣以散寒祛湿的习惯。虽然现在很多人只是因为爱吃辣而吃辣，但辣椒的功用仍不可小觑。在气候干燥的北方，人们并不适宜吃过于辛辣的食物。因为在干燥的气候环境中，人体内的水液本来就容易不足，再加上辛辣的食物使津液更伤，从而出现我们常说的"上火"症状。这就是为什么四川人吃辣椒不会上火，北方人到了四川吃辣椒也不会上火，但是在气候干燥的北方吃辣椒就会上火。

二、食辛味的宜与忌

在日常生活中饮食口味上要注重全面均衡，既不能不足也不能太过。正如《素问·生气通天论》所说，只有均衡摄入"五味"，才能"骨正筋柔，气血以和，腠理以密"，保持健康的状态。辛味的食物虽然能帮助我们散寒祛湿，但是过多食用对健康也是有害的。

中医认为，辛味入肺，有发散、行气、活血的功效。能够祛风散寒，解表止痛。辛辣食物能刺激胃肠蠕动，增加消化液的分泌，还能促进血液循环和身体新陈代谢。《素问·五脏生成》说，"肺欲辛"。

但是因为辛味的食物同时也是辛散燥烈的，容易耗气伤阴，因此好出汗的人不宜多吃。《素问·生气通天论》里说，"味过于辛，筋脉沮弛，精神乃央"。《素问·五脏生成》里说，"多食辛，则筋急而爪枯"。过食辛辣会造成筋脉或松弛或拘急，不能收放自如，行动不便。指甲也会失去润泽，变得干枯。

虽然说"辣妹子生来不怕辣"，毕竟有些人群还是不适宜多食辛辣。五味的食物虽然是营养化生的源泉，一个都不能少，但是因为五味各自有不同的性能，因此在某些情况下应该有所禁忌。《素问·宣明五气》中说，"辛走气，气病无多食辛"。因为辛能散气，所以气病的人不宜多食辛味，以免耗伤正气。

三、有的放矢保护肺

根据《黄帝内经》里的记载，我们还可以根据五脏疾病的不同，选择适宜的"五味"，避开不适宜的"五味"。《灵枢·五味》里说"肺病者，宜食黄黍、鸡肉、桃、葱"。因为黄黍、鸡肉、桃子、葱这些食物都是辛味的，"辛先入肺"，所以吃这些对肺有病的人是有好处的。

《灵枢·五味》里一方面说"肺病禁苦"，另一方面又说"肺色白，宜食苦，麦、羊肉、杏、薤皆苦"。这未免让人有些糊涂，怎么一会儿说"肺病禁苦"，一会儿又说"宜食苦"呢？原来中医认为，脏腑对"五味"是不是适宜是由脏腑的虚实来决定的。就好比人参虽好，但也不是对谁来说都是补药，这要根据个人情况而定，对于容易上火或是血压比较高的人来说就不要轻易吃人参了。

同样，由于脏腑的虚实状况不同，"五味"对脏腑的补泻作用也是不同的。肺不足时可以食辛味来补肺，如果出现肺气上逆的喘咳症状就不能食辛，而要食苦来降泄上逆之气。在肺气不收的情况下，食酸味可以起到收敛肺气的作用，那么这时酸味就起到补肺的作用，而辛味反而有泻肺的作用了。

四、食疗养肺

早在《黄帝内经》时期，人们就强调要饮食均衡，日常生活饮食中要五味调和。疾病不仅需要药物的治疗，也需要食物的调养。根据《黄帝内经》记载，食疗有"五谷"、"五果"、"五畜"、"五菜"（《素问·脏气法时论》)。

表3-2　五谷、五果、五畜、五菜的含义

五谷	小豆、粳米、黄黍、大豆、麦，我们可以理解为谷物，包括日常生活中的小米、粳米、糯米等
五果	桃子、李子、栗子、杏子、枣，我们可以理解为水果，包括日常生活中的苹果、梨、香蕉等
五畜	牛、羊、猪、鸡、狗，我们可以理解为各种肉类
五菜	葵、藿、薤、葱、韭，我们可以理解为各种蔬菜，包括日常生活中的韭菜、胡萝卜、白萝卜、菜花、菠菜、芹菜、西红柿、土豆、茄子等

在日常膳食中注意五谷、五果、五畜、五菜的均衡，荤素搭配，不偏食挑食，这是脏腑强盛、健康长寿的前提和基础。

第五节　气的总管——肺者，气之本

伴随着婴儿降生后的第一声啼哭，肺的呼吸运动就开始伴随人的一生，永不停息。肺主呼吸是肺的最基本功能。呼吸正常，外界清气得以入，体内浊气得以出，气的升降出入就协调通畅。如果呼吸运动失常，则清气难入、浊气难出，就会引发百病。若呼吸运动停止，则清气不入，浊气不出，生命也就宣告终结。

一、肺为气之本

肺主持着人一身之气。人体内气的生成有赖于肺吸入的清气。肺吸入清气，既是维持机体生命活动所必不可少的条件，又是人体之气的重要组成部分。尤其是宗气的生成，直接与肺吸入的清气密切相关。《素问·六节脏象论》中有"肺者，气之本"的说法。《素问·五脏生成》里还说"诸气者皆属于肺"。

在日常生活中，人们会说那些说话气息低微、声音不洪亮的人是"宗气不足"。但这"宗气"究竟是什么呢？中医认为，宗气由我们吃的食物转化成的营养物质，也就是水谷"精气"和自然界的"清气"共同组成。宗气积累在胸中，由喉咙而出，贯通心脉，使呼吸得到正常进行。《灵枢·邪客》中说："五谷入于胃也，其糟粕、津液、宗气分为三遂。故宗气积于胸中，出于喉咙，以贯心脉，而行呼吸焉。"由此可以看出，宗气的形成和肺有关。

中医看来，气弱声低的人大多属于肺气亏虚，由慢性咳嗽日久耗伤肺气或者体质虚弱、营养不良、肺气不足所致。这种人平日咳喘无力，气短少气，运动后更明显，还兼有疲倦乏力、声音低怯、怕风等症状。看来，想要拥有洪亮的声音，要从肺入手了。

二、相傅之官

五脏的君主是心，肺是"相傅之官"，也就是宰相，是辅佐皇帝的。古时候人们就知道肺在横膈之上，位置比较高，靠近君主，就像辅佐君王的宰相一样，正如《素问·

灵兰秘典论》中所说："肺者，相傅之官，治节出焉。"

肺在人体内的位置最高，像伞一样覆盖在心的上面，所以肺又被称为"华盖"。因为肺里的气管和支气管看起来就像是树枝一样，所以又被形容成"虚如蜂窠"。

气在体内的运行是否协调是健康的关键，肺通过"一呼一吸，消息自然"把"清气"吸入体内，把"浊气"呼出体外，肺的呼吸运动本身就是气的运动过程。因此，肺的呼吸运动是维持和调节全身气机升降出入的重要条件。肺通过宣发作用，把食物里的营养物质，布散到人体的体表，帮助人体抵御寒冷，充实身体，润泽皮肤和毛发。反之，如果肺的宣发功能不及，就会出现人体肌肤皮毛失养，御寒能力下降，就容易感受风寒邪气，引起感冒。这就是为什么肺气虚的人怕风，容易感冒。

三、益气固表防感冒

有这样一些人，怕见风，稍一活动就出汗，甚至不活动也出汗，容易感冒，总是觉得气短，说话声音低怯，精神疲惫，身体疲倦。这是典型的肺气不足。为什么呢？

肺卫之气护卫人体表面，帮助人体抵御外邪，肺气不足，就容易感冒。肺气宣发布散在皮肤表面，控制着汗孔的开关，使汗孔开关有度。肺气不足，就容易出现出汗、怕风等症状。由此可见，皮毛是肺主呼吸的重要辅助器官之一。

皮肤是人体的防卫屏障，帮助人体抵御外邪。有个中药的成方叫做"玉屏风散"，就是专门针对表虚自汗、易感风邪的体质组方的。之所以叫"玉屏风散"，一方面是说它像是御风的屏障一样，另一方面也说明了它珍贵如玉的意思。

有句话叫冷暖自知，无论是冷、热还是疼痛，皮肤是人体最早感受到这些的地方。皮肤能帮助人体调节体温。我们都知道，夏天气温很高，会出很多汗。皮肤是通过出汗散热在帮助我们降温呢。到了寒冷的冬天，皮肤表面的立毛肌会收缩形成所谓的"鸡皮疙瘩"。大家可能有所不知，起"鸡皮疙瘩"也是人体的一种自我保护。同时，在寒冷的气候下，人的毛孔收缩，出汗也很少，这一切都是皮肤为了使我们在冬季少散失热量而做出的对策。

大家都知道，无论是成人在运动后，还是儿童在游戏后，只要是出了汗，即使感到很热，也不适宜立即脱衣服，以免"受风"。这是因为人体在出汗时，汗孔——中医称为"玄府"或"鬼门"是打开的，这时候受风，外邪更容易侵犯人体。

四、食疗养肺

中医非常主张食疗，通过饮食达到调理身体、强壮体魄的目的。哪些食物是调理肺气食疗的上品呢？萝卜就是其中之一。

白萝卜是一种常见的蔬菜，生食熟食均可，其味略带辛辣味。它在我国民间有"小人参"之美称，也有"萝卜上市，医生没事"，"萝卜进城，医生关门"，"冬吃萝卜夏吃姜，不要医生开药方"，"萝卜一味，气煞太医"之说。中医认为，萝卜味辛甘，性凉，入肺胃经，有消食、化痰定喘、清热顺气、消肿散瘀的功能，为食疗之佳品，可以治疗或辅助治疗多种疾病，《本草纲目》称之为"蔬中之最有利益者"。现代研究认为，白萝卜含芥子油、淀粉酶和粗纤维，具有促进消化、增强食欲、加快胃肠蠕动和止咳化痰的作用。

多吃点爽脆可口、鲜嫩的萝卜，不仅开胃、助消化，还能滋养咽喉、化痰顺气、有效预防感冒，何乐而不为呢？

第六节　体内水液的调度与管理——肺通调水道

生活中大家都有这样的经验，每当受凉或淋雨后多出现发热、无汗、怕冷等症状，这时候喝下一碗姜汤，盖上被子发发汗，身体素质不错的人多半能自愈。还有一些人，平日稍一活动就心慌气短，容易出汗，体质较弱，不受凉也怕见风，易感冒，服用具有补肺固表功效的中药，也多半能见效。这样看来，人体汗液的调节应该和肺有一定关系吧。而出汗又是调节体内水液平衡的重要途径之一。所以肺就像是水利部部长一样，能对人体内的水液进行综合的调度和管理。

其实，体内水液的代谢不仅包括出汗，还包括排尿、食物中水分的运输、呼吸排出的水分等。究竟水分在我们体内是怎样代谢的呢？日常饮食无论是食物中的水分，还是我们喝的水进入人体后，经过了脾胃的消化，变成具有滋养作用的津液，向上输送到肺，再通过肺宣散到皮肤毛发、五官七窍，滋养润泽皮肤毛发，滑利五官七窍。多余的水液则转化为汗液和尿液排出体外。就如《素问·经脉别论》中说的："饮入于胃，游溢精气，上输于脾，脾气散精，上归于肺，通调水道，下输膀胱，水精四布，五经并行。"

一、肺主宣

作为人体主管水的调度的肺，想要很好地履行职责，指挥抗旱排涝、修堤筑坝，协调人体内水液的运行和输布，需要做哪些工作呢？简而言之，就是"宣"和"降"两项主要任务。

"宣"是宣发，向外宣泄和向上布散的意思。如果把脾胃比作一口大锅，那么肺就好像是放在锅上的蒸笼，我们吃的食物进入脾胃这口大锅里，经过大锅的蒸煮变成各种营养物质、水分等，通过肺这个蒸笼宣发出去。或是布散到皮肤、毛发、五官七窍，起滋润和营养的作用；或是变成汗和浊气，排出体外。

出汗出的是水分，但是体内水分充足了，就能够顺利排汗了吗？没错，这就好像大锅里装满了水，放在炉子上，再加上一把火，蒸笼里就会有水蒸气。这一把火就是阳气，中医认为出汗是人体津液在阳气蒸化作用下的结果。即《素问·阴阳别论》所说，"阳加于阴谓之汗"。同时，若要汗出顺畅，汗孔的开合也必须正常。汗孔的开合依赖卫气的调节，而卫气的布散则依靠肺气的宣发。肺的功能正常，卫气充足，则汗出正常。若是肺的功能失常，比如说感受风寒，卫气被阻滞，就会出现无汗怕冷，这也是风寒感冒的常见症状。

二、肺主降

"降"是肃降，向内收敛和向下通降的意思。前面说到"宣"时，我们把肺比作蒸笼，在说到"降"时，肺又像是一把大伞。人体内的津液像是雾水和露水一样，通过肺这把大伞向下向内敷布到脏腑组织，发挥滋润、濡养的作用。而且这把大伞还能使多余的水液源源不断通过人体水道向下到达膀胱排出体外。若肺气清肃，水道通利，则水液源源而下；膀胱开合正常，则尿液排泄通利。若肺失肃降，水道不利，则水液停聚；膀胱开合失常，则致痰饮、水肿、胀满、小便不利等症。另外，肺的清肃下行，还可清除肺及气道内的痰浊，保持其洁净。

三、宣肺利尿治水肿

中医治疗水肿时，有一种方法叫"提壶揭盖法"，就是通过宣肺气利尿来治疗水肿。说到这里，有人会有疑惑。出汗和肺有关，这个好理解，但是，一说到排尿自然联想到的脏器往往是肾和膀胱，和肺究竟有什么样的联系呢？

一般来说，"提壶揭盖法"适用于风邪外袭、肺的功能失常而造成的水肿。一方面汗孔封闭了，汗液发不出来；另一方面肺降的功能失常也不能顺利将水液向下引入膀胱，尿液排不出去。大量水液积聚在体内，不能经正常途径排出，就不走寻常路了，它们泛滥到皮肤就形成了水肿。这时候治疗，若加一些具有宣降肺气功效的药物，像麻黄、桔梗等，常常可使气宣肿消，获得奇效。

第七节　秋风秋雨愁煞人——悲忧易伤肺

秋瑾有"秋风秋雨愁煞人"的诗句，给秋天平添了几分悲凉色彩。古人在提到秋天时，往往要冠以一个"悲"字，"悲秋"。为什么如此称呼秋天呢？

秋气肃杀，草枯叶落，花木凋谢，常会使人产生悲伤、凄凉的感觉，并由此引发情绪上的忧郁消沉。"悲秋"是人体对外界环境变化的一种不良情绪反应，若处理不当，就会影响人体的气机，使脏腑气血失调，阴阳失去平衡，从而危及身体健康。

《红楼梦》中的林黛玉，悲观消沉，见到落花也要流泪，还作"葬花词"，发出"侬今葬花人笑痴，他年葬侬知是谁"的悲叹。黛玉多愁善感，清高自傲，惹无数人怜爱，最后却殒命于肺结核。这其实与她终日郁郁寡欢、以泪洗面、长期悲伤的精神状态有关，也是中医理论"悲伤肺"的一个明证。

一、悲秋的缘由

为什么到了秋季，人们容易产生悲凉低落的情绪呢？

"悲秋"的原因是多方面的。中医认为，五行、五脏、五志都是和四季相对应的，人的生命活动和自然界的变化息息相关。秋季是属于肺的季节，在怒、喜、思、悲、恐五种情绪变化中，悲为肺所主。所以在秋天，尤其是秋雨连绵的日子，最容易产生悲伤的情绪，导致精神不振。另外，到了秋天，秋风萧瑟，万物凋谢，草木枯黄，旷野寂静，"枯藤、老树、昏鸦"的景象难免会使人触景伤情，悲凉之感在心中油然而生。

现代研究认为，入秋后，寒暖交替显著，气温变化较大。为了适应外界气候的变化，一方面人们可以通过自行增减衣物来适应这种变化。另一方面，我们的大脑感受到了气候的变化，会主动向身体各个部分下达指令，调节全身状态，保持体温的恒定。调节不利就会影响到身心的协调，难以保持情绪的稳定。这就是为什么进入秋天人们会有疲乏困倦、昏昏欲睡的感觉，精神也变得萎靡不振，郁郁寡欢的缘由。

二、学会赏秋，愉悦心情

暮秋之时，秋风萧瑟，黄叶翻飞，常令人触景生情，伤怀不已。当一个人的忧愁悲伤太过，或者持续时间过长，超过了自身的限度，而又不能主动或被动地转移这种不良情绪时，忧就成为一种病因，给身体造成伤害，严重的会因忧虑过度而丧命。中医学认为，情志的变化分别由五脏所主，不同的情志变化必将影响与其相应的脏腑。因忧为肺志，故过忧最易伤肺，而致肺气郁结、气机闭塞等。正如《灵枢·本神》所说："忧愁者，气闭塞而不行。"

因此秋季的时候我们要尽量想办法排除忧伤情绪，转移不快，用乐观畅达的胸怀去拥抱秋天，欣赏金秋之美。

在秋季，我们应保持良好的精神状态和平衡的心态，不为秋的苍凉所感，不自寻烦恼，保持有规律的起居饮食，适当地进行体育锻炼，增强机体对气候变化的适应能力，多参加一些有益于身心的娱乐活动，便可以安然度过"多事之秋"。有人认为，登山是治疗抑郁症的良方。金秋时节，登山远眺，定会使人心旷神怡，使一切忧郁伤感之情顿时消散。

三、秋季防燥

秋天空气中湿度自然会下降，天气就会显得干燥，在此时令，如遇风寒，就容易引起咽喉干渴、鼻腔燥热、皮肤干涩等症状，医学上称之为"秋燥综合征"。初秋季节还会有一段较热的日子，早晚温差也较大，使秋季形成温燥和凉燥。如不注意保养，便会损伤到肺。

表 3-3　温燥伤肺与凉燥伤肺鉴别表

温燥伤肺	少痰干咳，鼻燥咽干，口渴，头痛，干发热不出汗等
凉燥伤肺	鼻塞不通，轻微发热怕冷，头痛，嘴唇干燥，咽喉干燥痛痒，咳嗽痰稀，无汗

四、秋季慎起居

秋季天凉风急，地气清肃，万物变色，人们应早睡早起，使意志安逸宁静。在秋季，早睡是为了顺应阴精的收藏，以养"收"。早起，是为了顺应阳气的舒长，使肺气得以舒展，情绪得到畅达。正如《素问·四气调神大论》中所说："秋三月，此谓容平，天气以急，地气以明，早卧早起，与鸡俱兴，使志安宁，以缓秋刑，收敛神气，使秋气平，无外其志，使肺气清，此秋气之应，养收之道也。"

因此，秋天人们要特别注意饮食起居，增减衣服，预防呼吸道病患。特别是老人，由于抵抗力减弱，更要预防支气管炎、肺气肿、哮喘等疾病。有病根的要防旧病复发和加重。秋夏交替时令，老百姓中有"秋冻"一说，这是有益的，适当地进行秋冻锻炼，可以增强机体抗寒能力，以适应深秋寒冷的气候。

五、秋季饮食

秋季饮食上以"滋阴润肺"为主，少吃辛辣食品，多吃些酸味食物。深秋季节，人体精气开始闭藏，要改善脏腑的功能，增强体质，进食一些滋补食品也是必要的，并且此时进补比较容易吸收。如多吃些芝麻、奶制品、蜂蜜、银耳、香蕉、梨、核桃、红枣、山药、莲子、鸡、鸭、鱼、肉等。多吃酸味的水果及新鲜蔬菜，以增强体质和机体的抗病能力，减缓秋季肃杀之气对人体的影响。

第八节　护肤先养肺——肺主身之皮毛

爱美是人的天性，花容月貌得配上肤如凝脂才会美如天仙，所以爱美人士都会在意他们/她们皮肤的好坏，而且有他们/她们自己的护肤心得。不过，就算平时把皮肤保养得再水嫩，一不留神长了痘痘或者起了皮疹，都会让形象大打折扣。

《黄帝内经》不是专门的养颜经，但书中讲的道理对养颜大有益处。

一、皮肤由肺负责

《黄帝内经》不厌其烦地告诉我们说肺和皮毛是相应的，皮毛指的是皮肤和皮肤上面的毫毛，所以保养皮肤的关键当然是保养肺了。

一方面肺可以"输精于皮毛"，也就是说，肺的功能正常，那么皮肤才能得到滋养。如果肺有病变，"肺热叶焦"了，皮肤也要变差。另一方面由于肺和皮毛有着亲密友好的合作关系，如果有邪气从皮毛入侵，也会影响到肺的功能，这也是感冒的机理之一。

皮肤是人体的第一道防线，它就像家门口的栅栏一样，如果有不速之客造访，它是最先经受考验的。防卫作用是它最主要的作用，当然我们也不妨在不影响皮肤功能的前提下把它修饰得更好看一些。

二、养肺护肤三部曲

1. 保护肺的健康

肺还有一个好听的名字是"娇脏"，为什么称肺为"娇脏"呢？一方面肺与外界接触最多，是外邪侵入的第一道防线，受伤的机会也就比较多。另一方面脏腑内伤也容易使肺受伤，容易受伤的肺于是就获得"娇脏"之名。

既然肺容易因病受伤，护肺的首要之事就是防病治病。防治的不只是肺病，需要具体情况具体分析，要考虑有什么样的外邪，各个脏腑是否都正常。当然，人体是一个平衡的整体，一般情况下脏腑都有自我调节能力，肺虽然是"娇脏",也能承受一些不利因素的打击。但有些不利因素若长期存在,就逆着肺的习性了,甚至会让肺生病。排除对肺不利的外邪、内伤因素,才能保证肺健康工作。

例如,有人大怒之后会咳血,就是肝气太旺伤害了肺,中医把这种现象叫做"木火刑金"。一般的生气虽然不至于那样,但是也可能有相似的机理使肺受伤,所以爱生气的人的皮肤可能就不好,这样的人要护肤就需要清泻肝火或者疏肝解郁,虽然药物的作用部位不在肺,也达到了治肺和护肤的目的。

2. 顺应肺的习性

肺的习性是喜清润、喜肃降的。前面说的"肺热叶焦"就是一个肺失去清润的例子。而咳嗽则是肺气上逆,是肺肃降失利的结果。因为同样有肃降的特点,肺对应一年之中的秋季。秋季气候干燥,而肺喜欢清润,就得顺着肺的习性,多吃一点百合、梨这样润肺的食品,润肺其实也是在间接地滋润皮肤。

根据五行的对应关系,肺对应的药物的味道是辛味。这个对应关系提示我们,肺喜欢辛味。辛味是发散的,为什么肺喜欢辛味呢?肺的功能概括起来是宣发、肃降,二者相反相成,缺一不可。肃降是向下的过程,同时有清洁作用,因为肺的位置比较高,又是难忍异物的"娇脏",日常工作经常采用宣降这种形式。宣发则是向上的过程,与肃降配合,使肺气运行通畅。宣发可以将气血津液布散到全身,也是一个正气向外的过程,可以把邪气向外赶出去。当有外邪从皮毛侵入身体的时候,辛味的发散有助于把邪气赶出去。也就是说，辛味其实是帮助肺工作的。

难道经常吃辛味的辣椒，皮肤就好了吗？当然不能这么说。辛味就像战场上的士兵，一鼓作气，再鼓而衰，三鼓而竭，适当的时候就得鸣锣收兵。辛味过量时，不但耗散肺气，还可能化燥伤肺，所以不能长期使用。为什么有的人酷爱吃辣椒而皮肤又好呢？那有可能是当地气候湿润甚至湿气太重，辣椒吃得适其所，助肺但不伤肺。如果换成干燥的气候、干燥的地区，再加上人的体质是阴虚火旺，就得经常吃点滋润生津的，多吃点酸的、甜的东西才是正道。

天南地北，四季流转，人的体质不同，所以养肺护肤的方法也应随之变化，还需要大家根据自己的情况总结经验才是最佳方案。

3. 训练肺的能力

肺的一个主要工作是呼吸，训练肺能力的第一课就是提高肺在呼吸方面的工作能力，换句话说就是要增加肺活量。增加肺活量这个说法我们比较熟悉，日常许多运动，比如爬山、跑步、游泳等都可以增加肺活量。与此同时，适当运动也增加了肺的"活力"，是锻炼肺的好方法。

三、护肤从爱惜身体做起

说到底，爱皮肤就要爱护肺，爱护肺还是要爱惜自己的身体。皮肤与肺相关，肺与其他脏腑相关，身体的各个部分都有着内在的联系。我们这么在意自己的皮肤，为什么还要经常用熬夜、节食来虐待自己的身体呢？我们这么在意自己的皮肤，为什么还要用暴饮暴食、贪凉饮冷来溺爱自己的口味呢?

《素问·上古天真论》说:"虚邪贼风,避之有时,恬淡虚无,真气从之,精神内守,病安从来。"也就是说,对于一年四季中都可能影响人们身体健康的气候变化,要注意适时回避,思想上要保持清静安闲,不要心存杂念。这样,体外没有邪气干扰,自身没有情绪波动,人体和外界环境协调统一,体内的"真气"调和而没有损伤,精神充足而不外散,病邪还从哪里来侵犯人体呢?

第九节　同呼吸,共命运——肺开窍于鼻

五脏与五官的关系里面最"同呼吸,共命运"的要算肺和鼻子了。鼻子不通了呼吸就不顺畅了,这我们都知道。换句话说,鼻子是肺呼吸的门户。其实,它们还有更多的联系,在《黄帝内经》里多次提到,如:

"西方白色,入通于肺,开窍于鼻。"

"肺主鼻。"

鼻子是肺的"窍",既是肺实现自己功能的窗口,也是反映肺功能状况的窗口。肺的精气通于鼻,鼻以此得到滋养,就可以发挥嗅觉等生理功能,鼻涕也正常分泌,保持鼻腔的滋润。如果出现鼻塞流涕、嗅觉失常、鼻子发干等情况,我们就首先怀疑是肺的功能出了问题,没有给鼻子做好后勤保障。

一、鼻塞流涕从肺治

就说鼻塞流鼻涕吧,这个症状还真不少见。只要不小

心感冒了，就得体验一回鼻子发堵、用嘴帮忙呼吸、不停擦鼻涕的糟糕情景。鼻炎患者更是长年累月地受鼻子和鼻涕的气。有一些得鼻炎的小孩，无可奈何地获得了"鼻涕虫"的外号，父母也得跟着辛苦，得拿着毛巾、面巾纸追着擦鼻涕。

对于感冒的鼻塞流涕，大家都比较有经验，只要把感冒治好了，鼻塞流涕自然就好了。感冒一般就从肺治，因为感冒本身就与肺的功能失常有关。

肺主皮毛，肺气有卫外作用，如果肺的功能失常，皮毛腠理不固，邪气乘虚而入，肺气又不能正常抵挡邪气的话，疾病就产生了，最容易产生的就是感冒了。治肺使肺恢复正常功能，邪气得以祛除，并且不再让邪气有虚可趁，感冒就好了，感冒中鼻塞流涕的症状当然也就消除了。我们在治感冒的中成药里经常可以看见的荆芥、防风、金银花、连翘、柴胡、薄荷、白芷等，都是归肺经的解表药。

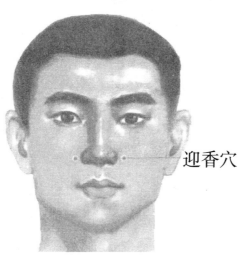

迎香穴

图 3-2　迎香穴位图

　　鼻炎的鼻塞流涕，依然是从肺来治。例如《名医类案》里记载一个 20 多岁的男子，鼻流浊涕已经 3 年了，总是治不好，医生程文彬仅仅用辛夷、薄荷叶各五钱，苍耳子二钱半，白芷一两，做成水丸，让患者就着葱汤或者茶水，每次两钱这么服用，吃完这些水丸病就好了。这几个药都是归肺经的解表药，包括葱也有宣肺解表的作用，其中辛夷和苍耳子通鼻窍的作用尤其明显，治鼻病常常会用上它们。

　　鼻塞流涕要治肺，说到具体治疗方法，清肺热还是补肺虚，宣肺解表还是肺肾双补，就需要根据临床辨证了。鼻涕本身也是辨证的一个依据。《名医类案》里就说："若涕臭者属热，宜用清凉之药散之；若涕清不臭觉腥者，宜温和之剂补之。"前面程文彬治疗那个病例就属于"清凉之药散之"。像一些小孩，长年挂着清鼻涕，就可以考虑用玉屏风散益肺固表，属于"温和之剂补之"。

　　除了用药物，针灸肺经及其相表里的大肠经穴位也可以治疗鼻病。大肠经的迎香穴位于鼻翼外缘中点旁开约 0.5 寸，是最常用的通鼻窍的穴位，鼻塞的时候针刺迎香穴可以取得立竿见影的效果。

二、嗅觉灵敏，肺有功劳

　　这么说，肺可真是鼻子生病时的坚强后盾呢！不过，朋友们，不光要在鼻子有病时才想到肺哦。平时我们闻香知臭，也有肺的功劳呢。

　　从解剖学和生理学的角度来说，嗅觉和鼻子的嗅觉细胞以及大脑的嗅神经有关，而肺是呼吸系统的一个器官，看上去没多大联系。但是我们都有这样的体会，感冒的时候，鼻子闻味儿也不太灵了。更有研究指出，肺病患者都不同程度存在嗅觉异常。

有一位66岁的老先生，在一个夏天午睡之后突然发现任何气味都闻不出来，于是第二天就去看病，找的是青海医学院韩文医生。西医检查除了鼻黏膜有轻度萎缩之外，没有别的什么异常发现。患者平时身体还好，仅有轻微的老年性慢性支气管炎，每到冬春季节时有发作。当时已经是夏天了，支气管炎也不发作了，就是食欲不好。韩医生又看了看舌头摸了摸脉，认为他属于肺气阴不足，又有肝胆的火和风热邪气一起伤肺，所以开了个补肺气、养肺阴、清肝胆火、清凉解表的方子。开3剂，让他每剂煎2次，每次药汤沸腾了先熏鼻子5~8分钟，然后再把汤药喝下去。1剂药之后老先生的右鼻就有感觉了，3剂药用完，嗅觉恢复，和以前一样。后来随访1年，也没有再复发。

看上去是一个疑难病症，3剂药就给治好了，充分体现了《黄帝内经》里说的"肺和则鼻能知香臭"的奥妙。

三、喷嚏是警报也是解药

感冒还有一个症状和鼻子也有点儿关系，那就是打喷嚏。

打喷嚏一方面是外邪入侵、肺气不利的警报，提醒我们该注意身体了，一方面也是肺气努力把邪气驱逐出去的表现。《灵枢·口问》说喷嚏是"阳气和利，满于心，出于鼻"，如果体内的阳气不调和通利，恐怕想打喷嚏都打不出来了呢。

打喷嚏还可以治病。如果打嗝，可以用草刺鼻子引出喷嚏，喷嚏打出来了，打嗝也就好了。

虽说打喷嚏有好处，但要是打喷嚏打个没完没了，那也不行啊。比如过敏性鼻炎就有喷嚏连连的症状，治疗的方法也是和其他鼻病类似，首选治肺。

鼻子和肺"同呼吸"，得病和治疗也是"共命运"啊！

第十节　肺与大肠——吐故纳新的实践者

大肠可以将机体产生的代谢废物通过大便而排出体外，大便是否通畅，与大肠关系密切。因为大肠的上面连接小肠，下面连接肛门。所以中医称大肠为"传导之官"，大肠主管传化人体代谢后产生的糟粕，所以大肠就像勤劳的搬运工，不断将体内需排泄的糟粕排出体外。

但是大肠的传导是否正常还与在人体上部的肺密切相关，肺是人的呼吸器官，主管呼吸，怎么会影响大肠的功能和大便的排泄呢？

因为肺和大肠互为表里关系，肺气的下降，与大肠向下传导协调配合，有利于大肠传导糟粕，使大肠向外排泄正常，人体保持大便的通畅。而且肺合皮毛，所以大肠传导正常，体内的糟粕废物能及时排出体外，也有助于排毒而有养颜之功。

一、勤劳的搬运工——大肠

说到大肠可能我们比较熟悉，大肠的主要功能是接受来自于小肠消化过的食物残渣时，再吸收其中的部分水分，然后将需排泄的糟粕传送到大肠的末端，形成粪便经过肛门排出体外，所以大肠为"传导之官"，主管传化糟粕，《灵枢·本输》说："大肠者，传道之府。"可见，大肠就像勤劳的搬运工，不断将需排泄的糟粕排出体外，使人体的废物得以被清除，而新陈代谢得以顺利进行。

中医认为"六腑以通为用"。就是说它们以通畅下降为特点。大肠属于六腑之一，具体说到大肠的任务，就是接受小肠下移的食物残渣，将需排泄的糟粕形成粪便，并且有规律地不断排出体外。所以大肠必须保持通降下行的特点，使糟粕的排泄通畅进行。如果大肠传导功能失常，搬运工不能履行职责，就会影响糟粕的排泄，引起肠道壅塞而不通畅，糟粕不能及时排出反而堆积在体内，最直接的表现就是排便的异常。具体来说有大便秘结难解，腹胀疼痛，甚至口臭或口中异味等表现。

此外，大肠接受来自于小肠消化过的食物残渣，将其中的水分再吸收，把食物残渣形成粪便，然后排出体外。大肠通过对食物残渣中剩余水分吸收，参加人体水液代谢调节的作用，称为"大肠主津"。

如果大肠对于剩余水分不能吸收，造成水液与糟粕一起往下走，可出现腹中叽里咕噜的肠鸣，以及腹痛、腹泻等。反之，如果大肠热邪偏盛，使津液受到损伤或者大肠津液不足，肠道不能得到濡润，也会引起大便秘结不通畅。如果吃饭过于挑剔，或者吃的东西过于精细，而粗粮和蔬菜水果吃得太少，平时又喝水太少，加上工作紧张和学习繁忙，生活节奏快，有大便也不能及时排出而是忍着，使得大便干结难解，这情景就像无水不能通行船只一样，要增加水的容量才能恢复正常通航。这种情况要注意适当吃些粗粮如喝玉米粥、燕麦粥，多吃些水果如火龙果、梨、苹果等，还可以多吃些蔬菜如萝卜、芹菜、木耳、白菜等。同时适当调节生活，改掉忍便的习惯，注意平时排便的规律也很重要。

二、肺与大肠相合——排毒以养颜

在临床常见到皮肤差、面部色素沉着甚至痤疮满面的患者，多伴大便秘结，或者大便排泄不通畅。治疗中在清肺肃降的同时，也考虑采用促进大肠传导，随着肺热得到清泻和大便排泄通畅，患者面部的症状也可得到明显的改善。这也是人们常说的排毒养颜的重要方法和机制之一。

肺与大肠的功能情况，形容起来也很像吐故纳新。吐故纳新，这是道家的养生方法，指吐出浊气，吸入清气。人们用来比喻排出旧的，吸收新的。那么肺与大肠，一脏一腑互为表里，也称肺合大肠，它们是怎么实现吐故纳新的呢？

通过经脉的相互络属，手太阴经属肺络大肠，手阳明经属大肠络肺，肺与大肠形成表里相合的密切关系，所以《灵枢·本输》说："肺合大肠。"肺是呼吸器官，主要功能是主管人体的呼吸。肺功能正常，人体气道通畅，呼吸均匀。那么在上的肺脏怎么会影响在下的大肠呢？

　　回答这个问题就得说到肺气的肃降，就是肺气清肃向下通降的功能特性。肺与大肠的相互联系，在生理功能方面主要是肺气的下降，与大肠向下传导两方面的协调配合。肺气的下降也有利于大肠向下传导糟粕，使大肠向外排泄粪便得以正常进行。

　　例如，刘女士，平素有胸部憋闷的毛病，经常出现便秘，要 5～7 天才排便一次。若服养血润肠的药物，反而胸闷更严重，不思饮食，恶心想吐。若服大黄之类通下的药物，只能得到一时通便的效果，不久又出现大便秘结难解。张泽生教授观察发现，患者形体有些胖，面色晦暗无光泽，气短喘息，胸部憋闷，苔白腻，脉小滑。认为患者的病主要是因为痰阻清阳、浊阴不降所引起。治拟辛滑通阳，降浊通便。处方用：当归 9 克，薤白 12 克，全瓜蒌15 克，川桂枝 5 克，姜半夏 9 克，决明子 24 克，桃仁、杏仁各 9 克，皂荚子 7 粒。服药 5 剂后，大便通畅，胸闷也得到缓解。

　　因为肺气的下降，使气机的运行正常，而且由于肺有疏通和调节水液运行的作用，在体内布散津液，可以促进大肠传导和对糟粕的排泄。肺气下降有助于大肠传导，使得粪便排出通畅。同时大肠的传导正常，糟粕下行及时排出，对于肺气的清肃和下降、呼吸的通畅进行也非常有帮助。

　　例如，周女士，咳嗽了 20 多天，吐痰多而且黏稠，身上有汗出，有时还感到喘闷不舒服。通过询问病情得知，周女士平素大便偏干，四五日排大便一次。但是现在她咳嗽厉害的时候，反而出现大便失禁，甚至自遗难以控制，小便次数多而颜色发黄。舌质红，舌苔滑，脉象滑数。

刘渡舟教授认为这个病证属于热邪犯肺，因为肺与大肠相表里，肺热下逼于肠，迫使大肠传导失司，反而见大便失禁之象。治疗方法以清热宣肺止咳为主。处方：麻黄5克，杏仁10克，炙甘草6克，生石膏30克，芦根30克，葶苈子10克，枇杷叶15克，竹茹15克，薏苡仁30克。

服药7剂后，周女士咳嗽症状明显好转，但又见口干渴，大便转为秘结，再用宣白承气汤：生石膏20克，杏仁10克，瓜蒌皮12克，大黄2克，甜葶苈10克，天花粉10克，枇杷叶10克，浙贝10克。服药3剂后疾病痊愈。

在疾病治疗中，中医常常运用开肺气以通畅大便，或者通大便以帮助通畅肺气。同样道理，肺的病变可以通过调节大肠的传导影响大便的排泄而收到疗效。所以咳嗽、哮喘之类的肺部疾病患者，不仅要治肺，还要从肺与大肠相表里的角度，保持大便的排泄顺畅，对于缓解和治疗肺系的疾病是一个非常重要的方法。

第十一节　大便失常调理脏腑
——魄门亦为五脏使

人吃五谷杂粮，谁能不生病。大便失常可以说是我们经常遇到的病症。对于大便失常大家可能或多或少有些体验，最常见的基本表现可分为两个方面：大便秘结大便次数减少，或者大便稀溏排泄增多。对于前者，一般常用的解决办法多是通过内服药或局部用药通便泻下，或者服用通便茶、排毒养颜类药物缓泻。对于后者，则多采用清热利湿、止泻收敛等方法处理。但这种治标的方法往往只能取效于一时。治本的方法如何寻找呢？中医认为大便失常与脏腑功能失调密切相关，大便状况是反映肛门功能、观察脏腑活动的窗口，治疗大便失常应该从调理脏腑入手。

一、大便失常与脏腑功能失调相关

随着社会压力的增加和人口老龄化的趋势，便秘患者也越来越多，这种看起来很不起眼的疾病，却成了很多人的难言之隐，尤其在老年人、孕妇、儿童和节食减肥者中，便秘尤其常见。

在临床中我们常碰到通便药长期不离身的便秘患者，很多人也知道这样被动地使用通便药物，虽能勉强解决大便排泄问题，但并不是理想的办法，而且随之会产生泻药依赖等毒副作用。如果长期使用含有害成分的泻药，或频繁灌肠，还可使肠道功能减退，加重排便障碍。

但如果不用又难以保持大便排泄通畅，这样患者难免被便秘之疾患困扰，而且有些年轻人往往还伴发脸上此起彼伏的疙瘩，或者口疮、口臭等。怎么才能从根本解决问题呢？根本的治疗原则应该是针对便秘发病的原因和病变的机制，从整体观念出发，从调理人体的脏腑入手。

这就引出我们前面的题目，《素问·五脏别论》指出："魄门亦为五脏使，水谷不得久藏。"什么是"魄门"？"魄"是"粕"的通假字，粕指的是糟粕。因为是人体排泄糟粕废物的门户，所以称之为魄门，在此就是指肛门。"使"，这里是指使役、支配、制约的意思。"五脏使"指肛门功能活动受五脏的役使，也就是肛门开启和关闭与五脏密切相关，肛门的功能活动受五脏的支配和制约。

具体来说肛门的开合，也就是开和关，直接关系到大便的排泄状况，而肛门的启闭又依赖于五脏之气的调节。如心神的主宰和支配，因为心主神明，人的精神意识思维活动受心主宰，神志不清，可见大便失禁或大便秘结；脾胃升降的制约，如果脾胃运化失常，也可见大便的异常；还与肝的疏泄有关，如果肝失于疏泄，可见便秘或腹痛腹泻；与肺的清肃下降有密切关系；肾开窍于前后二阴（前阴指尿道与生殖器，后阴指肛门），关系到肛门的开合启闭问题。

如《医宗必读》记载，明代名医李中梓曾经治疗蒋某，患者因为喝五加皮酒，引起大便秘结，4天来，感到腹中胀闷不舒服。服用大黄一钱，大便稍通，过几天后又出现大便秘结不通。李中梓认为这是肾气衰少、津液不充足所导致的便秘，前面的医生误用疏利的方法和药物治疗。患者体内水液本来就不足，用疏利的药来治疗反而助长了燥邪，是错误做法。李中梓随后给患者服用方药六味地黄丸，并且在汤药煎好后，再加入人乳一盅、白蜜五钱。患者服药2剂后，大便就通畅了，这样治疗10天就康复了。

这个病案是肾气衰少、津液不充所导致的便秘，就像江河里的水太少，不能行船一样，大便不能正常排泄而出现秘结，前面的治疗又误用大黄泻下，只是治标之计，不能从根本解决问题，反而助长燥邪，大便通后又出现大便秘结。李中梓使用六味地黄丸滋补肾阴，再加入养阴润燥的人乳、白蜜，使阴液得到滋补，大便排泄通畅。这就像江河之水得到补充，水涨到行船的水位，而航行的船只才能恢复畅行。

二、观察大便了解脏腑状况

大便是否通畅，每天排泄是否有规律，以及大便的形状如何？这是医生诊察疾病的内容之一。为什么观察了解大便状况如此重要呢？

因为，大便的状况是肛门开合状态的直接表现，一方面，我们通过观察大便的排泄情况，可以了解肛门的功能；另一方面，肛门开和关正常与否，能反映五脏的功能状态，是五脏整体功能活动的具体体现。而且大便的通畅与否，对五脏的功能活动也有影响。所以，肛门的开关启闭——大便排泄情况，是观察人体脏腑功能活动的一个重要窗口，观察大便可以为我们提供了解脏腑状况的信息。

从五脏功能活动整体联系看，肛门是人体排泄糟粕的地方，而且大便排泄的正常与否，影响着人体内脏气机的升和降。如果食物只是不断被吃进体内，而不能有规律地将代谢废物排出体外，只有进口没有出口，会造成各种代谢产物积蓄在体内，糟粕浊气不能下降排出，停蓄体内甚至反而上升，就会影响胃肠之气的通畅，产生饮食减少、嗳气呃逆、腹部胀满、大便秘结等病变。反之，如果饮食物进入体内，营养物质不能被人体消化吸收，吃进去的东西不能得到身体的利用，反而很快传导下降排出，就会出现大便稀溏，甚至腹泻完谷不化，吃什么拉什么，而出现饮食无味、身体消瘦、倦怠无力等病变。

此外，肛门开关的正常与否，还与六腑的功能状况密切相关，如胃和小肠的消化吸收、大肠的传导、三焦的通利等。

《黄帝内经》提出肛门的开和闭的情况，常常能反映内在脏腑的功能情况，对于疾病的辨证治疗与疾病预后判断等都有意义。如《素问·脉要精微论》说："仓廪不藏者，是门户不要也"，认为如果大便泄泻无度，就像仓库的门户敞开着，而不能起到储藏的作用，是脏腑功能失常而没有得到正常管理和约束的结果，疾病发展预后不好。

可见，通过大便变化状况这个窗口，我们不仅可以了解体内的脏腑功能盛衰，而且对于疾病的辨证治疗，推测疾病预后变化等有参考价值。所以以后您要注意观察大便的状况，到医院看病也要主动向医生说明大便的实际情况，对于许多疾病的诊断是很有帮助的。

三、治疗大便失常从调理脏腑入手

肛门开合失常所引起的便秘、泄泻等大便失常疾病，不仅仅关系到局部病变，更重要的是还与脏腑的病理变化密切相关。所以治疗便秘或泄泻这样的大便失常疾病，应该治本，以调理脏腑功能为重点。在治疗中注意分清楚病变的脏腑，搞清楚寒热虚实，通过调理脏腑而达到调节肛门开和闭的目的，从而治疗大便失常。

例如，有人大便秘结不通，口渴喜欢喝水，口唇干燥等，是因为热邪损伤了津液，津液亏虚不能滋润大肠，引起肠道传导失常，正如我们前面说的，就像江河里航行的船只，因为水的大量减少，水位的明显降低，使得船的航行不能正常进行，甚至发生搁浅。这类便秘的治疗就应选用泻热导滞、润肠通便的麻子仁丸或增液承气汤，以达到增水行舟的目的。

反之，如果虽有想排大便的感觉，但大便时感到无力，大便难以排出，而且用力努挣就表现为汗出气短，大便后感觉更加疲乏无力，并伴有舌质胖淡、或边有齿痕、脉细弱等症状。多为气虚，宜选用健脾益气润肠法治疗，开方子可以用黄芪汤加减。如果气虚较重，出现气虚下陷，伴见腹部及肛门有下坠的感觉，并常常在劳累或排便后加重，甚至脱肛，属于脾虚中气下陷，可用补中益气丸治疗。

我们还发现，有的便秘与生气或紧张有关。症见大便干结，想排便又不通畅，而且肚子胀满不舒服，甚至还会有胸胁满闷，常常嗳气、叹息，遇到生气或情绪不好时加重，还可以见到肠鸣作响，脉象弦。这种便秘多为肝郁气滞、大肠传导失常所引起，治疗采用顺气导滞、降逆排便的方法。

一位女士心情抑郁不舒畅，情绪焦虑不安，发病已经2年。在精神病院被诊断为"焦虑症"。找医生看病时，她沉默不语，但眼神飘忽不定，有点受惊吓的样子。脉弦细略数，舌边尖红，苔薄白。仔细询问，她向来大便秘结，大约7天才能解一次，大便干燥形状如羊粪，色黑坚硬难解，排泄不畅。王洪图教授诊治时，认为患者属于肝气不疏，肝血略显不足。使用疏肝法治疗，采用丹栀逍遥散的方义组方治疗。用药是：柴胡 8 克，当归 15 克，赤芍 12 克，茯苓 10 克，炙甘草 6 克，炒白术 6 克，薄荷 3 克，炒栀子 10 克，丹皮 10 克，石菖蒲 12 克，郁金 10 克，淡豆豉 10 克，生姜 3 片。服药 2 剂后，一天中泻下大便两次，大便先干硬后稀溏。之后每天大便一次，心情也随之转为舒畅，脉象逐渐缓和。继续运用上述方法加减治疗一个多月，患者的焦虑症状完全解除，随访数月没有复发。

此外，腹泻也分好几种情况，要注意区别对待。如果大便稀溏，排便次数增多，肠鸣辘辘，腹痛即泻，泻后疼痛缓解，多因为心情不好，生气恼怒或情绪紧张而诱发，平时多胸胁胀闷，饮食减少等。这是肝气失疏、肝气横逆侮脾、脾失健运所致，也可从调理肝脾入手治疗，使用的方药可以选用逍遥散加减。

如果大便时溏时泻，反复发作，遇到饮食不慎或者进食油腻的食物，就腹痛腹泻，夹杂不消化的东西，饮食减少，肢体倦怠无力，脉细弱。属于脾胃虚弱，运化无力，治疗方法就要采用健脾益胃的方法，可以选用参苓白术散加减。

如果黎明之前肚子就疼，肚子还咕噜咕噜响，立即就想上厕所，同时有四肢冰冷，腰膝酸软，严重时大便不能控制，滑泻不禁，泻完之后腹痛可以缓解。这种腹泻属于肾阳虚衰，不能温运脾阳，又称五更泻。治以温肾健脾、涩肠止泻，使用方药可以选择四神丸。

可见，通过调理脏腑而调节肛门功能，是治疗大便异常的治本之法。此外，治疗大便失常，还可从生活方式和饮食习惯的改变入手，养成良好生活习惯，也是防止便秘的重要环节。